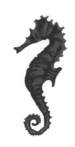

海洋中药质量分析

侯小涛　邓家刚　主编

U0231638

化学工业出版社

·北京·

内容简介

本书共分为4章，第一章为绪论，主要介绍了中药质量分析与质量控制的意义、现状与发展和海洋中药对质量分析以及控制的特殊要求；第二章为海洋中药质量标准现状，主要介绍了我国海洋中药质量标准分析、质量控制技术研究现状等；第三章为中药质量分析与质量控制常用方法和技术，主要介绍了中药鉴别、检查、含量分析的方法和技术；第四章为海洋中药质量分析与质量控制技术，主要介绍了滴定分析法、光谱法、色谱法、联用技术和其他方法。本书可作为海洋中药学人才培养的专业教材，也可作为中药学专业研究人员、教师、研究生的参考用书。

图书在版编目（CIP）数据

海洋中药质量分析/侯小涛，邓家刚主编. —北京：化学工业出版社，2024.6
ISBN 978-7-122-45357-0

Ⅰ. ①海… Ⅱ. ①侯…②邓… Ⅲ. ①海洋药物-质量分析 Ⅳ. ①R282.77

中国国家版本馆 CIP 数据核字（2024）第 068687 号

责任编辑：赵兰江 文字编辑：朱雪蕊
责任校对：杜杏然 装帧设计：张 辉

出版发行：化学工业出版社
 　　　　（北京市东城区青年湖南街 13 号 邮政编码 100011）
印　　装：北京七彩京通数码快印有限公司
787mm×1092mm 1/16 印张 7¾ 字数 173 千字
2024 年 8 月北京第 1 版第 1 次印刷

购书咨询：010-64518888 售后服务：010-64518899
网　　址：http：//www.cip.com.cn
凡购买本书，如有缺损质量问题，本社销售中心负责调换。

定　　价：58.00 元 版权所有 违者必究

编写人员名单

主　　编　侯小涛　邓家刚

副主编　杜成智

编　　者　侯小涛　邓家刚　杜成智　何翠薇

　　　　　林　瑜　刘　雯　易湘茜　周江煜

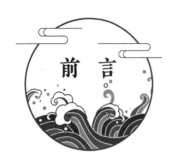

前 言

海洋中药是指在传统中医药理论指导下用于防治疾病和养生保健的海洋天然药物。 自古以来，我国就有利用海洋药用生物资源防治疾病、维护人民群众健康的传统。 其中《山海经》中记载了 7 种海洋中药，《神农本草经》中记载了 12 种海洋中药，《本草纲目》中不仅记载了海马等 190 种海洋中药，还记载了含海洋中药的方剂，我国当代海洋药物著作《中华海洋本草》收载了 613 种海洋中药。 虽然我国海洋中药资源丰富，应用历史悠久，但开发滞后，临床使用率也较低，对海洋中药质量控制研究不够深入。《中华人民共和国药典》2020 版中收录的临床常用中药中，仅有瓦楞子等 11 种海洋中药，其中 6 种规定了含量测定项。 这 6 种海洋中药都以单一成分作为含量测定指标，并不能全面反映其内在质量。 另外随着仪器分析技术的进步与发展，以及海洋环境的特殊性、严峻的环境质量形势等问题，海洋中药的质量控制技术应用又具有其自身的特点。 近年来，海洋中药资源逐渐受到了国内外学者的关注和重视，有学者对海洋中药的药性、药效及物质基础进行了研究，取得了一些进展，研究者认识到海洋中药质量控制研究应以海洋中药独特药理活性特征为基础，结合现行的化学成分分析法及生物测评法，建立适合海洋中药的质量评价方法。 基于此，编者在开展广西海洋药用生物资源及民间应用调查基础上，查阅常用海洋中药质量控制研究的相关文献，对《中华人民共和国药典》《中华人民共和国卫生部药品标准》及沿海地区地方标准对海洋中药的收录情况进行了整理，并进一步分析了海洋中药质量标准的研究现状，参考中药质量分析相关专著的结构体例，编写了本书，本书可作为我国海洋中药学人才培养的专业教材。

本书主要介绍了常用海洋中药质量分析及质量控制的化学及仪器分析方法，每种方法均有详细测定步骤及结果，并详细描述了这些方法在海洋中药质量分析中的具体应用。

本书的顺利出版，除了编写团队成员大量的辛苦工作外，也得到了广西中医药大学的领导和主管部门的大力支持。 在此致以衷心的感谢！

由于编者水平有限，编写时间仓促，书中难免存在一些疏漏和不足，恳请读者批评指正，使之得到不断提高和完善。

编者
2023 年 8 月

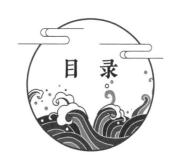

目 录

第一章　绪论　　　　　　　　　　　　　　　　　　　　　　　　　　　　1

第一节　中药质量分析与质量控制的意义 ……………………………… 1
第二节　中药质量分析与质量控制的现状与发展 ……………………… 1
第三节　海洋中药对质量分析和质量控制的特殊要求 ………………… 9

第二章　海洋中药质量标准现状　　　　　　　　　　　　　　　　　10

第一节　我国海洋中药质量标准分析 …………………………………… 10
第二节　常用海洋中药质量控制技术研究现状 ………………………… 15
第三节　总结与展望 ……………………………………………………… 21

第三章　中药质量分析与质量控制常用方法和技术　　　　　　22

第一节　中药鉴别方法和技术 …………………………………………… 22
第二节　中药检查方法和技术 …………………………………………… 31
第三节　中药含量测定方法和技术 ……………………………………… 55

第四章　海洋中药质量分析与质量控制技术　　　　　　　　　62

第一节　滴定分析法 ……………………………………………………… 62
第二节　光谱法 …………………………………………………………… 65
第三节　色谱法 …………………………………………………………… 97
第四节　联用技术 ………………………………………………………… 108
第五节　其他方法 ………………………………………………………… 111

参考文献　　　　　　　　　　　　　　　　　　　　　　　　　　113

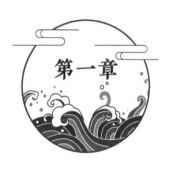

第一章

绪 论

第一节 中药质量分析与质量控制的意义

中医药是我国古代科学的瑰宝，为中国人民的健康做出了巨大贡献。中药是指在中医理论指导下，用于预防、治疗、诊断疾病并具有康复与保健作用的物质。自古以来医家非常重视药材的质量，所以产生了诸如"道地药材"等概念，还将不同中药分为"上品、中品、下品"等。

中药包括中药材、中药饮片、中药提取物及中成药，按其来源则可以分为植物药、动物药、矿物药及部分化学、生物制品类。中药作为防病治病的特殊商品，安全性、有效性、质量可控性是对中药的基本要求和中药的重要属性。而药品质量标准为判定质量的标准，对保障中药质量具有重要作用。中药是中医药事业的物质基础，对其质量进行有效控制是保证中医临床安全有效的重要举措，是中药现代化研究的重要任务，是保障中药产业化、国际化的关键，是确保继承好、发展好、利用好中医药这一祖先留给我们的宝贵财富的基础所在。

由于中药复杂的物质基础和独特的理论背景，中药的种植、采摘、加工和炮制等步骤都会影响中药中有效成分含量与药效的变化，使中药质量分析与评价面临巨大的挑战。近年来，随着药品监管工作的不断加强以及中药行业质量意识的不断提升，我国中药的质量水平特别是中药材及饮片的质量呈现出稳步提升的发展态势；但随着中药产业的持续发展，中药材及饮片的质量也出现了新的问题和挑战。因此，从各个环节入手，加强源头及生产过程质量控制、规范和统一标准，对中药生产、流通、使用全产业链实施有效的质量控制，对于保证中药质量一致性和安全有效地应用于临床、保障人民身体健康具有重要意义。

第二节 中药质量分析与质量控制
的现状与发展

一、现行中药质量标准

目前，我国中药质量主要是依据《中华人民共和国药典》和《中华人民共和国卫生部药品标准》、国家药品监督管理局国家药品标准及各省、自治区、直辖市的药品标准等法定标准来进行控制和监督管理的。

（一）中华人民共和国药典

《中华人民共和国药典》是保障药品质量的技术法典，是我国药品标准体系的核心。1953 年，发布首部《中华人民共和国药典》（以下简称《药典》），1963 年、1977 年、1985 年分别出版了三版，从 1985 年起，每 5 年定期出版，到 2020 年，共出版 11 版。各版药典的发展情况简述如下：

1953 年版《药典》于 1952 年底出版发行，收载 531 种，其中化学药 215 种，植物药与油脂类 65 种，动物药 13 种，抗生素 2 种，生物制品 25 种，各类制剂 211 种。

1963 年版《药典》于 1965 年 1 月出版发行，1965 年 7 月 1 日起实施，为突出中药标准的地位，首次分为一、二部，收载 1310 种，正式收载中成药品种。一部收载常用的中药材 446 种和中药成方制剂 197 种；二部收载化学药品 667 种。

1977 年版《药典》于 1979 年 10 月出版发行，1980 年 1 月 1 日起实施，收载 1925 种，一部收载中药材（包括少数民族药材）、中药提取物、植物油脂以及一些单味药材制剂等 882 种，成方制剂（包括少数民族成方）270 种，共 1152 种；二部收载化学药品、生物制品等 773 种。1977 年版《药典》首次采用紫外分光光度法。

1985 年版《药典》于 1985 年 9 月出版发行，1986 年 4 月 1 日起实施，收载 1489 种。一部收载中药材、植物油脂及单味制剂 506 种，中药成方 207 种，共 713 种；二部收载化学药品、生物制品等 776 种。1985 年版增加了薄层色谱光密度法（TLC-DM）。

1990 年版《药典》于 1990 年 12 月出版发行，1991 年 7 月 1 日起实施，收载 1751 种；一部收载中药品种 784 种，其中药材、植物油脂等 509 种，中药成方及单味制剂 275 种，二部收载化学药品、生物制品等 967 种。1990 年版《药典》中薄层色谱（TLC）鉴别有 161 种中药（生药 81 种，成药 80 种），占收载品种的 20.5%；含量测定 1990 年版达 105 项（占总数的 13.4%）。1990 年版《药典》增加气相色液（GC）及高效液相色谱（HPLC）方法。

1995 年版《药典》于 1994 年 11 月出版发行，1996 年 4 月 1 日起实施，收载 2375 种；一部收载中药 920 种（其中药材、植物油脂等 522 种，中药成方及单味制剂 398 种）。1995 年版《药典》中 TLC 鉴别有 401 种（药材 140 种，成药 261 种），占收载品种的 43%。含量测定 1995 年版达 156 种（占总数的 17%）。1995 年版《药典》中使用 HPLC 和 TLC-DM 方法的品种明显增加。

2000 年版《药典》于 2000 年 1 月出版发行，2000 年 7 月 1 日起实施，收载 2691 种；一部收载中药材、中药成方制剂共 992 种，二部收载化学药品、生物制品等 1699 种。基本形成了以国家药典为主体的药品标准结构。

2005 年版《药典》于 2005 年 1 月出版发行，2005 年 7 月 1 日起实施，收载 3217 种，首次分为三部，将《中国生物制品规程》纳入药典，作为药典三部；一部收载 1146 种，其中中药和饮片 551 种（饮片单列的标准 13 种），植物油脂和提取物 31 种，中成药 564 种，二部收载 1970 种，其中辅料 72 种，三部收载 101 种。2005 年版《药典》中 TLC 鉴别有 1523 项。

2010 年版《药典》于 2010 年 1 月出版发行，2010 年 7 月 1 日起实施，收载 4567 种；一部收载 2165 种，包括中药材、饮片、植物油脂和提取物、成方制剂和单味制剂；二部收载 2271 种，其中辅料 132 种；三部收载 131 种。2010 年首次配套编制《临床用药须知》（中药饮片卷）。

2015 年版《药典》于 2015 年 6 月出版发行，2015 年 12 月 1 日起实施，收载 5608 种，首次分为四部，形成了目前一部收载中药、二部收载化学药品、三部收载生物制品、四部收载通用检测方法和辅料的格局。一部收载 2598 种。二部收载 2603 种。三部收载 137 种。四部收载通则总数 317 个，其中制剂通则 38 个、检测方法 240 个、指导原则 30 个、标准品、标准物质及试液试药相关通则 9 个。药用辅料收载 270 种。该版药典在保留常规检测方法的基础上，进一步扩大了对新技术、新方法的应用，以提高检测的灵敏度、专属性和稳定性。采用液相色谱法-串联质谱法、分子生物学检测技术、高效液相色谱-电感耦合等离子体质谱法等用于中药的质量控制。采用超临界流体色谱法、临界点色谱法、粉末 X 射线衍射法等用于化学药的质量控制。采用毛细管电泳分析测定重组单克隆抗体产品分子大小异构体，采用高效液相色谱法测定抗毒素抗血清制品分子大小分布等。在检测技术储备方面，建立了中药材 DNA 条形码分子鉴定法、色素测定法、中药中真菌毒素测定法、近红外分光光度法、基于基因芯片的药物评价技术等指导方法。

2020 年版，共收载 5911 种，新增 319 种，修订 3177 种，不再收载 10 种。其中一部收载中药 2711 种，其中新增 117 种、修订 452 种；二部收载化学药 2712 种，其中新增 117 种、修订 2387 种；三部收载生物制品 153 种，其中新增 20 种、修订 126 种；新增生物制品通则 2 个、总论 4 个；四部收载通用技术要求 361 个，其中制剂通则 38 个（修订 35 个）、检测方法及其他通则 281 个（新增 35 个、修订 51 个）、指导原则 42 个（新增 12 个、修订 12 个）；药用辅料收载 335 种，其中新增 65 种、修订 212 种。

（二）部颁药品标准

《中华人民共和国卫生部药品标准》（简称《部颁药品标准》）是对在同时期该版《药典》中未收载的中药品种或内容的补充，与《药典》同属国家标准，也是全国各有关单位必须遵照执行的法定药品标准。中药材部颁标准由卫生部（现卫健委）责成中国食品药品检定研究院（原称中国药品生物制品检定所），组织各省、自治区、直辖市药品检验所编写制定。中成药部颁标准则是《中华人民共和国药品管理法》（简称《药品管理法》）实施以来，针对中成药品种中存在处方不合理、疗效不确切等问题而制定的。进口药材部颁标准针对我国应用的进口药材约 50 种而制定，现行为 2014 年修订并执行的儿茶等 43 种进口药材质量标准。

《中华人民共和国卫生部药品标准》共包括中药材、中药成方制剂、进口药材、民族药、中药保护标准、中药新药转正标准（1～48 册）和中成药国家标准汇编七大类标准。

1986 年对全国中药成方制剂进行了全面调查，经医学、药学审查，对其中符合部颁标准条件的品种，整理汇编为《中华人民共和国卫生部药品标准·中药成方制剂》，分 20 册共 4052 种。在汇编过程中做了大量的试验研究，许多品种在原地方标准的基础上增订了显微鉴别、薄层鉴别及含量测定等项目，使其标准有所提高，其中薄层鉴别品种 1560 个（2155 项），占 38.5％，含量测定 477 种，以分光光度法为主。

1987 年版《中华人民共和国卫生部进口药材标准》由卫生部颁布，收载了丁香等 31 种进口药材。

1988 年卫生部药政管理局出版了《全国中药炮制规范》，并定为部级中药饮片炮制标准（暂行），共收载常用中药 554 种及其不同规格的炮制品（饮片）。

自 1989 年 5 月 31 日卫生部颁布第一批 170 种中成药"卫生部药品标准"起，至今共颁布了《卫生部药品标准中药制剂》，20 册约 4000 个品种，同时规定了部颁标准收载的品种，应按部颁标准执行。所涉及的地方标准以及同名异方、同方异名的地方标准同时废止。

1991 年中华人民共和国卫生部颁布了《中药材标准》（第 1 册），其中有薄层鉴别的 11 个品种，含量测定有 1 个品种，至今尚未颁布第 2 册。

1992 年 2 月由卫生部发布了《中华人民共和国卫生部药品标准：中药材》，同年 5 月 1 日起实施。共收载中药材 101 种。

1995 年版《中华人民共和国卫生部药品标准：藏药》（简称《部颁藏药标准》）共收载 336 种。

1998 年版《中华人民共和国卫生部药品标准：蒙药》（简称《部颁蒙药标准》），共收载 57 种药材。

1998 年版《中华人民共和国卫生部药品质量标准：维吾尔药》由卫生部颁布，其中收载了 87 个维吾尔药制剂。

2004 年国家食品药品监督管理局（SFDA）修订了儿茶等 43 种进口药材的质量标准。

2005 年 SFDA 颁布了《进口药材管理办法（试行）》。

2019 年市场监管总局颁布了《进口药材管理办法》，《进口药品管理办法（试行）》同时废止。

（三）地方药品标准

地方药品标准是省、自治区、直辖市卫生行政部门批准执行的药品标准。地方标准与国家标准有重复和矛盾时，应首先执行国家标准。到目前为止，各地均出版了药品标准和中药炮制规范，地方标准主要收载中药制剂及根据当地用药习惯制定的常用中药材的炮制方法和饮片质量标准，以及部分国家标准中未收载的中药材。中药材地方标准分为 4 类，第一类是地方卫生行政部门以文件形式发布的中药材标准；第二类是包含于地方药品标准中的中药材标准，地方药品标准一般包括中成药标准、化学药标准及中药材标准等；第三类是与民族药混编的地方药材标准；第四类是单独的中药材地方标准。

1998 年版《北京市中药材标准》收载了《药典》（1995 年版）一部及《部颁药品标准：中药材》未收载而北京市用于生产、经营、使用的中药材，共收载 127 种中药材。

1991 年版《河南省中药材标准》由河南省卫生厅编著，共收载地方习用药材标准 50 个。1993 年版《河南省中药材标准》收载了 64 种药材。

2012 年版《山东省中药材标准》共收载药材 140 种，是在《山东省中药材标准》2002 年版的基础上，根据山东省生产、经营、使用情况，结合历版的《药典》及《部颁药品标准：中药材》收载品种情况，经过实验研究编制而成的。

1987 年版《山西省中药材标准》收载地方民间习用药材 114 种，另附本标准及《药典》1985 年版正文中均未收载的药材、炮制品及辅料 81 种，共计 195 种。2017 年版《山西省中药材中药饮片标准》是山西省食品药品监督管理局依据《药品管理法》组织制定和颁布实施的地方性中药材和中药饮片标准，共收载山西省常用的中药材及饮片品种 31 个，均为国家标准未收载品种。

2009 年，辽宁省食品药品监督管理局组织编写的《辽宁省中药材标准》（第一册）编撰完成并颁布实施，收载中药材 55 个品种。《辽宁省中药材标准》（第二册），2020年 7 月 1 日起实施，共收载省内地方产中药材 29 个品种，均为现行国家药品标准未收载品种。

2001 年版《黑龙江省中药材标准》由黑龙江省食品药品监督管理局颁布，收载 74个中药材品种。2016 年 4 月，黑龙江省食品药品监督管理局发布公告，明确将《黑龙江省中药材标准》（2001 年版）中的部分品种标准废止修订，包括：云芝、夜明砂、北独活、鹿尾等。

2019 年版《吉林省中药材标准》（第一册）由吉林省药品监督管理局颁布，自 2020年 1 月 1 日起施行。共计收载品种 352 个，其中，中药材品种 95 个，中药饮片炮制品种 94 个，中药配方颗粒品种 163 个。《吉林省中药材标准》第二册，自 2021 年 5 月 1日起施行，共收载 60 个品种。

江苏省曾先后在 1986 年和 1989 年颁布了《江苏省中药材标准》，2012 年开始，通过对原收载于省级药品标准中的药材标准进行整理研究，2017 年修订的新版《江苏省中药材标准》，收载了省内地方产药材 114 个品种。

2017 年版《浙江省中药材标准》共收载 66 个中药材标准。按国家要求对浙江省颁布的原 73 个中药材标准清理整顿，废止了金银花等 7 个已有国家药品标准的药材标准，修改了 8 个与国家药品标准收载品种同名但来源不同的药材名称。

《四川省中药材标准》有 1977 年版、1979 年版、1980 年版、1984 年版、1987 年版、2010 年版；2010 年版《四川省中药材标准》共收载 170 个地方习用药材品种，新增了 51 个品种，其中 31 个为国内省级地方药材标准首次收载；首次建立了 65 个品种的薄层鉴别方法；首次建立了 38 个品种的含量测定方法；首次建立了 3 个品种的重金属及有害元素检查。

1993 年版《湖南省中药材标准》收载湖南地方习用中药材 148 种，大多数是《药典》1990 年版未收载品种。2005 年版《湖南省中药材标准》收载了《药典》（2005 年版）及《卫生部药品标准：中药材》未收载而在湖南省药品生产、医疗机构制剂配制中使用及地方习用的中药材 356 种，其中《湖南省中药材标准》（1993 年版）续收载品种125 种，新增收载品种 23 种。

湖北省食品药品监督检验研究院出版发行了《湖北省中药材质量标准》（2009 年版）及《湖北省中药饮片炮制规范》（2009 年版）；对湖北省中药材品种及中药饮片炮制规格进行了整理研究，制定了 183 个中药材标准、633 个药材饮片标准。

2014 年版《江西省中药材标准》从 2015 年 10 月 1 日起正式实施。收载江西省民间传统习用、疗效确切中药材和企业原料中药材，2010 年版《药典》及国家药品标准未收载的 202 种中药材品种。

广东省食品药品监督管理局于 2004 年 8 月制定了《广东省中药材标准》（第一册），收载 119 个品种，其中 45 个为广东省食品药品监督管理局批准的中药材标准，其余为各地市级药检所有研究基础的品种。后于 2010 年颁布了《广东省中药材标准》（第二册），收载《药典》2005 年版未收载的中药材品种 112 个。《广东省中药材标准》（第三册）自 2019 年 9 月 1 日起执行，共收载《药典》2015 年版一部未收载而广东省常用的中药材品种 109 个，是对《药典》2015 年一部和《广东省中药材标准》（第一册和第二册）的重要补充。

2006 年版《福建省中药材标准》收载《药典》2005 年版及国家药品标准未收载，而福建省常用的中药材品种 107 个。

由云南省食品药品监督管理局颁布的《云南省中药材标准》（2005 年版第一册）、《云南省中药材标准》（2005 年版第二册·彝族药）、《云南省中药材标准》（2005 年版第三册·傣族药），自 2006 年 4 月 1 日起实施。收载 154 个药材标准（包括傣族药、彝族药），其中 104 个属国内首次制定，13 个属国家标准（2010 年版《药典》将纳入 8 个）提高，11 个属省内首次制定；26 个属云南省标准提高。于 2010 年颁布了新版《云南省中药材标准》，收载了九味一枝蒿等 39 个中药材标准以及民族药材标准若干。

1988 年版《贵州省中药材质量标准》共收载 217 种中药材。2003 年出版的《贵州省中药材、民族药材质量标准》共收载 457 种药材，但未将中药材与民族药分开。2019 年版《贵州省中药材民族药材质量标准》（第一册）由贵州省药品监督管理局编制完成并出版，自 2020 年 10 月 1 日起实施。

2009 年版《甘肃省中药材标准》共收载地方习用药材 136 种，其中显微鉴别项共有 69 个品种，薄层鉴别项共有 33 个品种，含量测定项共有 20 个品种，检查项共有 40 个品种。2020 年版《甘肃省中药材标准》是甘肃省药品监督管理局依据《药品管理法》组织制定和颁布实施的地方中药材标准，是国家药品质量标准的组成部分。收载甘肃省生产、销售、使用的地方习用药材 136 种。

1990 年版《广西中药材标准》（第一册）收载在广西壮族自治区有产及习用但《药典》1990 年版一部未收载的中药材 156 种（包括《药典》收载的同名品种不同基源或不同药用部位的中药材）。1996 年版《广西中药材标准》（第二册）收载广西习用中药材 118 种。2008 年版《广西壮族自治区壮药质量标准》（第一卷）共收载壮药品种 164 种（其中植物药 145 种，矿物药 3 种，动物药 10 种，提取物 6 种），并对 95 个壮医药常用相关的理论及其名词、术语进行了规范化表述。2011 年版《广西壮族自治区壮药质量标准》（第二卷）以壮医临床较常用，且能以壮医理论进行阐述和说明，基本符合民族性、传统性、地域性的特点和要求作为入选的条件和标准，收载 221 种壮药质量标准。2018 年版《广西壮族自治区壮药质量标准》（第三卷）共收载壮药品种 114 种（其中植物药 104 种，动物药 8 种，其他类药 2 种），2014 年版《广西壮族自治区瑶药材质量标准》（第一卷）自 2013 年 12 月 31 日起正式施行。以瑶族"五虎""九牛""十八钻""七十二风"等 104 种"老班药"为基础，共计 144 种瑶药材作为收载品种，对其中 53 种瑶药材进行了深入研究。

1993 年版《宁夏中药材标准》将《药典》1990 年版一部和《部颁药品标准：中药

材》未收载而宁夏回族自治区有生产和使用的 44 种习用中药材及 62 种习用外调药材进行了收载。2018 年版《宁夏中药材标准》收载 41 种中药材品种，增加了 20 个品种。同时在附录中收载地方习用药材品种 129 种。

二、中药质量分析技术的发展

早期阶段，中药质量分析采用的是较原始的手段，从"神农尝百草，一日而遇七十毒"中"尝"的方法发展到以药材的性状、气味及一些简单的理化反应现象，来判断药材真伪优势。这些方法多依靠经验，常有不准确的地方。特别是近些年国家加大了对中医药事业的投入，大量科学技术手段如植物学、植物化学、分析化学以及药理学等相关学科的研究手段的应用，使中药质量评价方法有了很大飞跃。我国古代的本草著作和已出版的 11 版《药典》记录了中药质量评价方法的发展轨迹。

（1）第一阶段（1963 年版《药典》及其以前的时代）——外观形态经验鉴别法阶段。由于当时的中成药基本是以中药饮片粉末为制剂主料的丸剂和散剂，且生产规模小，所以主要依靠中药材的道地性和老药工的经验，通过传统的外观形态鉴别法基本可以保证药品质量。

（2）第二阶段（1977 年版《药典》时代）——显微鉴别方法的发展。由于中成药和中药材品种的大量增加，中药商业要求打破了"丸、散、膏、丹，神仙难辨"的说法，推动了显微技术在中药质量控制中的应用，中药质量标准还增加了显微组织与粉末鉴别项目，增加了从微观角度判断中药真伪的方法。

（3）第三阶段（1985～2000 年版《药典》时代）——化学专属性鉴别方法的发展。这一时期中药的原料供应和生产发生了较大变化：①中成药的生产规模迅速扩大，为解决中药材供应短缺问题，广泛栽培引种药材，许多中药材的道地性逐渐淡化；②中成药的制剂也由以药材粉末为主料的传统剂型发展为以药材提取物为主料的片剂、胶囊剂、颗粒剂、口服液、注射剂等现代剂型。因此，靠以往的外观形态鉴别、显微鉴别方法虽可以基本判断药材的真伪，但却不能判别药材质量的优劣，更不能鉴别中成药组方药味的存在与否。

因此借鉴化学药的质量标准，在中药质量评价中发展了具有专属性鉴别意义的薄层色谱法和有效成分或指标成分含量测定法。随着中药化学和仪器分析技术的快速发展，针对中药复杂化学成分特性，分析方法也由测定大类成分的分光光度法到测定单一化学成分的色谱法，如薄层色谱扫描（TLCS）、气相色谱（GC）、高效液相色谱（HPLC）等。其中 GC 法和 HPLC 法的灵敏度和重现性高于 TLCS 法，且随着检测器的发展，使 HPLC 法在《药典》的新增项目中数量最多，并逐渐取代 TLCS 法。这一时期也发展了针对某些中药有效成分不具有紫外吸收特征而无法实现检测分析的方法，如柱前衍生化法（通过对测试样品进行衍生化反应，使被测成分具有紫外吸收或荧光特征），从而实现 HPLC 检测分析。但中药柱前衍生化法很少被收载到《药典》内，可能与中药的复杂未知性与方法的成熟性有关。

（4）第四阶段（2005～2020 年版《药典》时代）——整体性化学质量评价"中药指纹图谱技术"阶段。随着中药现代化的推进，中药具有多成分、多靶点、非线性多元交互等特点已成为业界的共识，而现行借用化学药控制专属性单一成分的模式无法代表中药的整体质量，但对中药的所有成分进行精密、精确地测量在技术上尚不可行。因此，具有专属性、整体性、模糊性特点的指纹图谱分析模式应运而生，通过指纹图谱以及相应的量化参数，可以更合理地从整体上评价各复杂体系的中药产品的真实性、一致性和稳定性。该技术最早用于中药注射剂产品的质量控制，从 2005 年版到 2020 年版《药典》已有多个中药提取物和中成药品种的标准采用指纹图谱控制项目。

由此可见，中药质量控制与评价技术方法的发展，一方面要满足中药产业发展的需求，另一方面也总是伴随其他技术的发展而发展起来的。

三、中药质量控制模式的发展

(一) 中药化学鉴定质量控制模式

中药化学鉴定质量控制模式的发展包括两个阶段。

第一阶段为专属性鉴别与含量测定的发展：中药化学检定模式源于对中药有效物质基础是化学成分的认识，借用化学药物的质控模式，从中药中选择一个或几个代表性化学成分，采用线性方法进行分析检测，确定该成分的含量限度，从而达到控制中药质量的目的。该法由于具有专属性，且随着分析仪器的快速发展，检定方法重现性良好、精密度高、可操作性强，对于中药化学成分不太清楚的情况，面对中药产品的生产检验需求，成为不得不采用的质控模式，且与感官评测相比具有很大的优势，因而得到迅速发展。从 1985 年版《药典》开始收载具有专属性鉴别的薄层色谱，至 2020 年版《药典》，历经 35 年的发展，TLC 鉴别达 3999 项，HPLC 含量测定达到 1643 项、鉴别 47 项，TLC 含量测定 62 项，GC 含量测定 47 项、鉴别 28 项。随着中药化学和中药药理学的发展，一些常用中药在质量控制指标上也由单一化学成分指标发展到多个成分指标的检测，由检测含量相对较高但药效不甚明确的指标性化学成分发展到药效明确的有效成分。

第二阶段为指纹图谱的发展：由于中药化学成分的多样复杂性，即使检定几个专属性化学成分也不能代表一个中药的整体质量，又由于中药化学成分易受到产地、采收加工、贮运、中成药生产等诸多因素影响，专属性化学检定也无法反映中药质量的均一性。因此，中药指纹图谱分析技术进入了中药质量控制法定标准，在中药化学成分未完全阐明前，采用具有整体性、专属性、模糊性的指纹图谱模式对整体控制中药质量、保证一致性具有重要意义。该技术弥补了此前中药化学检定质控模式的不足，体现了中药的整体性，在今后一段时间将在大量中药质量标准中采用。

(二) 中药多元化策略质量控制模式

虽然中药指纹图谱解决了中药质量的整体性和均一性控制问题，中药有效成分含量测定基本可以反映中药的有效性。但据统计，2005 年版《药典》收载的中药材（含饮片和提取物）572 种，其中只有 60％有过化学成分研究报道，约 20％进行过系统地化学成分研究，已阐明其有效成分的品种不到 5％。即使明确了有效成分的中药，也存在量效关系不明确，或者本身就没有什么量效关系等问题。因此中药质量的有效性控制一直是未解决的难点问题。

目前学术界提出了"中药质量控制和评价模式应多元化"的观点，主要有两条途径，一条途径是以全军中药研究所肖小河课题组为代表提出的重视中药生物检定质控模式；另一条途径是许多从事化学检定的学者正在探索的技术——基于"谱-效"相关与代谢组学技术的中药化学检定质控模式。

(三) 中药质量标志物理论及应用

中药多元化策略质量控制模式的发展对于解决中药质量控制的有效性与安全性问题具有重要意义，重点是应结合药理学研究思路和方法，关键是各自研究技术手段的先进性和可行性。也许在不久的将来，无论是基于生物学效应的生物检定还是基于化学成分的化学检定会形成相互补充的多元化质量控制模式，对中药质量的有效性和安全性控制问题有重大突破，形成既具有中药特色又能被世界认可的中药质量标准体系。

第三节　海洋中药对质量分析和
质量控制的特殊要求

海洋中药主要来源于海洋植物、海洋动物以及海洋矿物。海洋生物不同于陆地生物，生态环境的特殊性及苛刻性（如高盐、高压、缺氧等），使得海洋生物，像藻类如红藻、褐藻、绿藻，海绵类，腔肠动物如珊瑚，软体动物如海兔等，为求生存和竞争生存空间，在生长和代谢的过程中积累了大量的原生代谢产物和次生代谢产物。

从现有的海洋中药质量标准及研究的报道来看，动物类多以胆固醇、氨基酸、甾体等成分，植物类多以多糖、萜类、甾醇类等成分作为含量检测指标性成分；贝壳类药物除了对碳酸钙含量进行控制以外，还有少量对微量元素种类及含量进行研究的报道。这与关于海洋中药的基础性研究较少、药效物质基础不明确有密切关系。另外，研究表明有些海洋生物，特别是双壳类软体动物，对重金属具有很高的积累能力，达到一定浓度的重金属对人体具有致癌和诱变作用，但现有的海洋中药质量标准并未将重金属及有害元素的含量作为重要指标进行控制。

基于上述内容，对海洋中药的质量分析及质量控制的特殊要求包括以下几方面：

（1）有效物质基础的研究。应注意与药理研究相结合，重视体内活性成分及构效研究，加强对复方药物的研究。

（2）有害成分的研究。包括有害成分的确定、有害成分的转化及化学结构与毒性的关系。

（3）含量测定指标的确定。包括活性成分的含量稳定性、有害成分的安全含量范围、特征成分的含量测定及挥发性成分的含量测定。

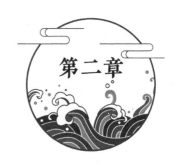

第二章

海洋中药质量标准现状

我国自古以来就有对海洋中药的应用,《山海经》中记载了7种海洋中药,《神农本草经》中记载了12种海洋中药,《本草纲目》中不仅记载了海马等190种海洋中药,还记载了含海洋中药的方剂,我国当代海洋药物著作《中华海洋本草》收载了613种海洋中药。虽然我国海洋中药资源丰富,应用历史悠久,但开发滞后,临床使用率也较低,对海洋中药质量控制研究不够深入。2020年版《药典》中收录的临床常用中药中,仅有瓦楞子、石决明、牡蛎、珍珠母、蛤壳、珍珠、海螵蛸、海马、海龙、昆布、海藻等11味海洋中药。

第一节 我国海洋中药质量标准分析

2020年版《药典》(一部)中共收录了618种中药材,其中仅有11种海洋中药,约占收录总数的1.78%。其中大多是贝壳类中药,包括瓦楞子、石决明、牡蛎、珍珠母、蛤壳;两种动物,为海马、海龙;两种植物药,为昆布、海藻;动物的骨板——海螵蛸;以及海洋动物受外界刺激形成的矿物质分泌物——珍珠。

《部颁药品标准:中药材》中收录了100种中药材,其中仅有海浮石、鱼脑石、紫贝齿、石蟹、鳖甲胶5味海洋中药。我国沿海有9个省、1个自治区、2个直辖市以及2个特别行政区,分别是河北省、辽宁省、山东省、江苏省、浙江省、福建省、台湾省、广东省、海南省,广西壮族自治区,天津市及上海市,香港特别行政区及澳门特别行政区。《药典》及部分沿海地区中药材标准及中药饮片炮制规范收录的海洋中药情况见表2-1。

《中华海洋本草》记载我国海洋中药达到613种,但现行《药典》仅收录海洋中药11种,沿海地区地方中药材标准也仅收录近60种,也就是说,约90%海洋中药都没有规范的质量标准,且已有的质量标准条目缺失情况严重。从表2-1可知,《药典》收载的11种海洋中药中11种规定了鉴别项,7种规定了检查项,7种规定了含量测定项。其中仅蛤壳、海螵蛸、昆布、海藻及牡蛎5味海洋中药条目较为完整,包括定性鉴别项、检查项和含量测定项,其余珍珠、瓦楞子、珍珠母及石决明载有2项,海马载有1项,而对海龙这3项均未作出规定。2种植物类海洋中药(海藻、昆布)建立了以岩藻糖为对照品的紫外-可见分光光度含量测定方法,昆布还选用碘作为含量测定的指标性成分;4种贝壳类海洋中药含量测定皆以碳酸钙作为指标成分。这6种海洋中药都以单一成分作为含量测定指标,并不能全面反映其内在质量。

表 2-1 《药典》、地方中药材标准及中药饮片炮制规范收载海洋中药情况

序号	名称	中药材标准												中药饮片炮制规范											定性鉴别项					检查项	浸出物	含量测定
		药典	辽宁	山东	江苏	上海	浙江	福建	台湾	广东	广西	香港	海南	全国	天津	上海	山东	浙江	福建	广西	河北	江苏	江西	广东	性状	理化	薄层	粉末	显微			
1	鳖	-	-	-	√	-	-	-	-	-	-	-	-	-	-	-	-	-	-	-	-	-	-	-	√	-	-	-	-	-	-	-
2	鳖粉	-	-	√	-	-	-	-	-	-	-	-	-	-	-	-	-	-	-	-	-	-	-	-	√	-	-	-	-	-	-	-
3	鳖甲	-	-	-	-	-	√	-	-	-	-	-	√	√	-	√	-	√	√	√	-	-	-	-	√	-	√	-	-	-	-	-
4	鳖肉	-	-	-	-	-	√	-	√	-	-	-	-	-	-	-	-	√	√	-	-	√	-	-	√	√	√	-	-	-	-	-
5	鳖头	-	-	-	-	-	-	-	-	-	-	-	-	√	√	-	-	-	-	-	√	-	-	-	√	-	-	-	-	-	-	-
6	玳瑁	-	-	-	-	√	√	√	√	-	√	-	√	√	√	√	√	√	√	√	√	√	√	-	√	-	√	√	√	-	-	-
7	淡菜	-	-	-	√	-	√	-	-	-	-	-	-	-	-	-	-	-	-	-	-	-	-	-	√	-	-	-	-	-	-	-
8	对虾壳	-	-	-	-	-	-	-	√	-	-	-	-	√	-	-	-	√	√	√	-	-	√	-	√	-	√	-	-	水分、酸不溶性灰分	醇溶性	-
9	鹅管石	-	-	√	-	-	-	√	-	-	-	-	-	√	-	-	√	√	√	√	-	√	√	-	√	-	-	-	-	-	-	-
10	海蛤壳	-	√	-	-	-	-	√	-	-	-	-	-	-	-	-	-	-	√	-	-	-	-	-	√	-	-	-	-	-	-	-
11	干海米	-	-	-	-	-	-	√	-	-	-	-	-	-	√	-	-	-	-	-	-	-	-	-	√	-	-	-	-	-	-	-
12	海参	-	-	√	√	-	-	-	-	-	√	-	-	-	-	-	-	√	-	√	-	-	√	-	√	√	√	-	-	水分、酸不溶性灰分	-	总氮量
13	海胆	-	-	√	-	-	-	-	-	-	-	-	-	√	√	-	√	√	√	√	-	-	√	-	√	-	√	-	√	水分、酸不溶性灰分	-	
14	海胆黄	-	-	√	-	-	-	-	-	-	-	-	-	-	-	-	√	√	√	√	-	-	-	-	√	√	√	-	-	水分、总灰分、酸不溶性灰分	-	
15	海狗肾	-	-	√	-	-	-	-	-	-	-	-	-	√	-	-	-	√	√	√	-	-	-	-	√	√	-	-	-	杂质	-	-
16	海龙	√	-	-	-	-	-	-	-	-	-	-	-	√	-	-	-	√	-	√	-	√	√	-	√	√	-	-	√	水分	-	-

续表

序号	名称	中药材标准												中药饮片炮制规范											定性鉴别项					检查项	浸出物	含量测定
		药典	辽宁	山东	江苏	上海	浙江	福建	台湾	广东	广西	香港	海南	全国	天津	上海	山东	浙江	福建	河北	广西	江苏	江西	广东	性状	理化	薄层	粉末	显微			
17	海马	√	-	-	-	-	-	-	-	-	-	-	-	√	√	√	-	-	-	-	-	-	√	√	√	-	-	-	√	干燥减重、总灰分、酸不溶性灰分	-	-
18	鲜海马	-	-	√	-	-	-	-	-	-	-	-	-	-	-	-	-	√	-	-	-	-	-	-	√	-	√	-	-	水分、总灰分、酸不溶性灰分	醇溶性	-
19	海蛇	-	-	√	-	-	√	-	-	-	√	-	-	-	-	-	-	-	-	-	-	-	-	-	√	-	√	-	-	-	-	-
20	海星	-	√	√	-	-	-	-	-	-	-	-	-	-	-	-	-	-	-	-	-	-	-	-	√	-	√	-	-	水分	水溶性	-
21	活鳖	-	-	-	-	√	√	-	-	-	-	-	-	-	-	-	-	-	-	-	-	-	-	-	√	-	-	-	-	-	-	-
22	牡蛎肉	-	√	-	-	-	-	-	-	√	-	-	-	-	-	-	-	-	-	-	-	-	-	-	√	√	√	-	-	pH值、水分、总灰分、酸不溶性灰分	醇溶性	总氮量
23	蟹螯壳	-	-	√	-	-	-	-	-	-	-	-	-	√	-	-	-	-	-	-	-	-	-	-	√	√	-	-	-	水分	-	碳酸钙
24	鲨鱼	-	-	-	-	-	-	-	-	-	-	√	-	-	-	-	-	-	-	-	-	-	-	-	√	-	-	-	-	-	-	-
25	鲨鱼肉	-	-	-	-	-	-	-	-	√	-	-	-	-	-	-	-	-	-	-	-	-	-	-	-	-	-	-	-	水分、酸不溶性灰分	水溶性	-
26	鲨鱼软骨	-	-	-	-	-	-	-	-	√	-	-	-	-	-	-	-	-	-	-	-	-	-	-	√	-	-	-	-	-	-	-
27	珊瑚	-	-	-	-	-	-	-	-	-	-	-	√	-	-	-	-	-	-	√	√	-	-	-	√	-	√	-	-	-	-	-
28	乌鲗	-	-	-	-	-	-	√	-	√	-	-	-	-	-	-	-	-	√	-	-	√	-	-	√	-	√	-	-	-	-	-
29	虾壳	-	-	-	-	-	-	-	-	√	-	-	-	-	-	-	-	-	-	-	-	-	-	-	√	-	√	-	-	水分、酸不溶性灰分	醇溶性	-
30	虾仁	-	-	-	√	-	-	-	√	-	-	-	-	-	-	-	-	-	-	√	-	-	-	-	√	-	-	-	-	-	-	-
31	鲜蚌肉	-	-	-	√	-	-	-	√	-	-	-	-	-	-	-	-	-	-	-	-	-	-	-	√	-	√	-	-	死蚌肉、杂质	-	-

续表

序号	名称	中药材标准												中药饮片炮制规范											定性鉴别项					检查项	浸出物	含量测定
		药典	辽宁	山东	江苏	上海	浙江	福建	台湾	广东	广西	香港	海南	全国	天津	上海	山东	浙江	福建	广西	河北	江苏	江西	广东	性状	理化	薄层	粉末	显微			
32	鱼鳔	-	-	√	-	-	-	-	-	-	-	-	-	-	√	√	√	√	√	√	-	√	-	√	√	-	-	-	-	水分、总灰分	-	总氮量
33	鱼脑石	-	-	-	-	-	-	-	-	-	-	-	-	√	√	√	√	√	√	-	-	√	-	√	√	-	-	-	-	-	-	-
34	鱼眼	-	-	-	-	-	-	-	-	√	-	-	-	-	-	-	-	-	√	√	-	-	-	-	√	-	-	-	-	-	-	-
35	章鱼	-	-	-	-	√	-	-	-	√	-	-	-	-	-	-	-	-	√	√	-	-	-	-	√	√	-	-	-	杂质、新鲜度	-	-
36	珍珠贝肉	-	-	-	-	-	-	-	-	√	-	-	-	√	-	-	-	-	√	-	-	-	-	-	√	√	-	-	-	-	-	-
37	龟板	-	-	-	-	-	-	-	-	-	-	-	-	√	-	-	-	-	√	√	-	-	-	-	√	-	-	-	-	-	-	-
38	鱼鳔胶	-	-	-	-	-	-	-	-	-	-	-	-	-	-	-	-	√	√	-	-	-	-	-	√	-	-	-	-	-	-	-
39	白螺蛳壳	-	-	-	-	√	√	√	-	-	-	-	-	√	√	-	√	-	√	√	-	√	-	√	√	-	-	-	-	-	-	-
40	紫白贝齿	√	-	-	-	-	-	-	-	√	-	-	√	√	√	-	-	-	√	√	√	√	-	√	√	-	-	-	√	-	-	-
41	蛤壳	-	-	-	-	-	-	-	√	-	-	-	-	√	√	√	-	√	√	√	√	√	-	√	√	√	-	√	-	酸不溶性灰分、重金属及有害元素	-	碳酸钙
42	海螺壳	-	√	-	-	-	-	-	-	-	-	-	-	-	-	-	-	-	√	√	√	-	-	-	√	-	-	-	-	-	-	碳酸钙
43	海螵蛸	√	-	-	-	√	√	√	√	-	-	-	-	√	√	√	√	√	√	√	√	√	-	√	√	√	√	-	-	水分、干燥减重、酸不溶性灰分、重金属及有害元素	-	碳酸钙
44	牡蛎	√	-	-	-	-	-	-	√	-	-	-	-	√	√	√	√	√	√	√	√	√	-	√	√	√	-	-	√	干燥减重、酸不溶性灰分、重金属、砷盐	-	碳酸钙
45	石决明	√	-	-	-	-	-	-	√	-	-	-	-	√	√	√	√	√	√	√	√	√	-	√	√	√	-	-	√	干燥减重、酸不溶性灰分	-	碳酸钙

续表

序号	名称	中药材标准												中药饮片炮制规范											定性鉴别项					检查项	浸出物	含量测定
		药典	辽宁	山东	江苏	上海	浙江	福建	台湾	广东	广西	香港	海南	全国	天津	上海	山东	浙江	福建	广西	河北	江苏	江西	广东	性状	理化	薄层	粉末	显微			
46	瓦楞子	√	-	-	-	-	-	-	-	-	-	-	-	√	√	√	-	√	-	√	√	√	√	-	√	-	-	-	-	-	-	-
47	珍珠母	√	-	-	-	-	√	-	-	-	-	-	-	√	-	√	√	√	-	√	-	√	√	-	√	-	-	√	-	-	-	-
48	珠珍层粉	-	-	-	-	-	-	√	-	-	-	-	-	-	-	-	-	√	-	-	-	-	-	-	√	√	-	-	-	水分、钙盐	-	含氮量
49	海藻	√	-	-	-	-	-	-	√	-	√	-	-	√	√	√	√	√	√	√	√	√	√	-	√	√	-	√	-	水分、总灰分、酸不溶性灰分	-	碘、岩藻糖
50	昆布	√	-	-	-	-	√	-	√	√	√	-	-	√	√	√	√	√	√	√	√	√	√	-	√	√	√	-	-	干燥减重	-	碘、岩藻糖
51	螺旋藻	-	-	√	-	-	√	-	√	√	√	-	-	-	-	-	-	-	-	-	-	-	-	-	√	√	√	-	-	水分、总灰分	-	含氮量
52	裙带菜	-	-	√	-	-	-	-	-	-	-	-	-	-	-	-	-	-	-	-	-	-	√	-	√	√	-	-	-	水分、酸不溶性灰分	-	甘露醇
53	紫梢花	-	-	-	-	-	-	-	-	-	-	-	-	√	√	√	-	√	√	√	-	√	√	-	√	-	-	-	√	水分	水、醇溶性	-
54	龙涎香	√	-	-	-	-	-	-	-	-	-	-	-	√	√	√	√	√	-	√	-	√	√	-	√	√	-	-	-	-	-	-
55	乌贼墨	-	-	-	-	-	-	-	-	-	√	√	-	√	-	-	-	-	√	√	-	-	√	-	√	-	√	-	-	-	-	-
56	珍珠	√	-	-	-	-	-	-	√	-	√	-	-	√	√	√	√	√	√	√	√	√	√	√	√	√	-	√	-	酸不溶性灰分、重金属及有害元素	-	-
57	海浮石	-	-	-	-	-	-	-	-	-	√	-	-	√	√	√	√	√	√	√	-	√	√	-	√	√	-	-	-	-	-	-
58	石蟹	-	-	-	-	-	-	-	-	-	√	-	√	√	√	√	√	√	√	√	-	√	√	-	√	√	-	-	-	-	-	-
	合计	11	2	13	2	0	5	2	5	6	10	0	3	24	11	20	13	20	12	20	5	20	19	1	58	27	10	6	7	27	8	14

注：(1) 1～38 为动物类，39～48 为贝壳类，49～52 为植物类，53～58 为其他类海洋中药。
(2) "√"表示所对应的地方中药材标准或炮制规范有收载。

从图 2-1 可知，《药典》、地方中药材标准及中药饮片炮制规范收录的 58 种海洋中药中，53.5％无理化鉴别项，87.9％无薄层鉴别项，89.7％无粉末鉴别项，84.5％无显微鉴别项，53.4％无检查项，86.2％无浸出物检查项，75.9％无含量测定项。

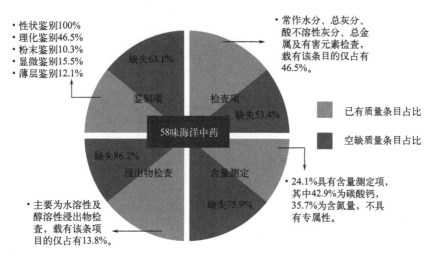

图 2-1　海洋中药质量标准收载情况

第二节　常用海洋中药质量控制技术研究现状

随着仪器分析技术的进步与发展，海洋中药的质量控制技术也有了长足的进步。另外，因为海洋环境的特殊性、严峻的环境质量形势等问题，海洋中药资源普遍存在重金属含量超标、污染严重等问题，因此，海洋中药的质量控制技术应用又具有其自身的特点。表 2-2 中列出了部分海洋中药的质量控制技术方法。

表 2-2　部分海洋中药质量控制技术方法

类别	质量控制技术/方法	药物	化学成分	备注
有机成分	薄层色谱法	海龙	-	真伪鉴别
		海马	胆甾四烯三酮、胆甾醇	-
	HPLC 法	牡蛎	牛磺酸	-
		昆布	岩藻黄质	-
		海藻	蕨藻红素	-
		海马	核苷、核苷酸	-
	阳离子交换色谱法	海藻	氨基酸	-
	紫外分光光度法	珍珠、珍珠母、蛤壳、牡蛎、瓦楞子、海螵蛸、石决明	总氨基酸	-
		海藻	总甾醇、总酚类	-
		海马	糖原	-
	近红外光谱技术	牡蛎、石决明及珍珠母	-	药材鉴别
		牡蛎	氨基酸	-

续表

类别	质量控制技术/方法	药物	化学成分	备注
有机成分	鸟枪法（shotgun）混合蛋白质鉴定技术	海螺蛸	蛋白质、肽类	-
	超高效液相色谱-电子喷雾电离质谱（UPLC-ESI-MS）	牡蛎壳	咖啡因	-
	纳米液相色谱串联质谱	海龙	多肽	-
	^{1}H-核磁共振（NMR）代谢组学技术	海马	氨基酸、牛磺酸、甘油	-
		海藻	植物甾醇	-
	随机引物扩增 DNA 技术	蛤壳、海马、海龙、珍珠母	-	真伪鉴别
	特异性聚合酶链式反应（PCR）鉴别方法	海龙、牡蛎	-	真伪鉴别
	GC-MS	牡蛎	甾醇类	-
		牡蛎、海藻、海马	脂肪酸类	-
		海藻	植物激素	-
		石决明	咖啡因、邻苯二甲酸二丁酯	-
	HPLC-MS	海藻	类胡萝卜素	-
		牡蛎	贝类毒素	-
		珍珠母	寡肽类	-
无机成分	抗坏血酸-钼蓝分光光度法	海藻	总磷	-
	火焰原子吸收光谱法	牡蛎、海螺蛸、海藻	微量元素	-
	石墨炉原子吸收光谱法	海藻	铝及砷	-
	氢化物发生原子吸收法	海藻	铝及砷	-
	荧光分光光度法	昆布	昆布素	-
		牡蛎	金属元素	-
	氢化物发生原子荧光法	海藻	总砷及无机砷	-
		昆布	砷	-
	电感耦合等离子体原子发射光谱法	石决明、海藻、牡蛎和瓦楞子	无机元素	-
	X 射线衍射分析法	珍珠、珍珠母、蛤壳、牡蛎、瓦楞子、海螺蛸、石决明	碳酸钙晶型	-
	差热分析法	牡蛎	-	-
	高效液相色谱-氢化物发生-原子荧光光谱法	贝壳类、海藻	砷	-
	电感耦合等离子体质谱法（ICP-MS）	牡蛎、石决明、珍珠母、瓦楞子、蛤壳、珍珠	微量元素	-
指纹图谱	高效液相色谱法	海龙、海螺蛸、珍珠、贝壳、珍珠母	-	-
	中红外光谱法	珍珠、海龙、海藻	-	-
	电感耦合等离子体原子发射光谱法	牡蛎	-	元素指纹图谱
	X 射线衍射分析法	珍珠	-	-
		牡蛎	-	-

一、色谱法

（一）薄层色谱法（TLC）

薄层色谱法是中药材质量控制研究中应用最广泛的方法之一，薄层色谱法也是定性鉴别及含量测定的首选方法，是色谱法中应用最广泛的方法之一。该法简便快捷，重现性好，专属性强。颜洁等应用薄层鉴别方法对刁海龙、尖海龙、拟海龙、粗吻海龙、宝珈海龙和多棘刁海龙以及鱼类进行了鉴别，并对展开体系多种因素进行考察，可显著区别易混淆海龙及用于鱼类其他动物鉴别真伪。该方法简单可行，重复性好，可作为海龙药材的有效鉴别方法之一。王晓钰等以胆甾四烯三酮、胆甾醇为对照品对 10 个不同地区的海马药材进行薄层鉴别并优化条件，建立了高效完整的海马种间薄层色谱鉴别方法。

（二）高效液相色谱法（HPLC）

高效液相色谱法具有分离效率高、选择性好、分析速度快、检测灵敏度高、应用范围广等特点，是海洋中药质量控制的重要方法，是海洋中药指标性成分含量测定的主要手段。杨雪等采用 HPLC 法建立 12 批牡蛎甲醇提取物的化学轮廓谱，基于其抗肿瘤活性采用双变量相关分析考察"谱-效"相关性，发现 3 个共有峰可确定抗肿瘤有效成分。该法为海洋中药质量控制研究提供了有效方法，可以作为质量控制的指标性成分为牡蛎功效物质基础研究提供依据。张怡评等建立反相高效液相色谱法测定昆布中岩藻黄质含量的方法，优化样品昆布中岩藻黄质的提取工艺，考察了提取方法、提取溶剂、提取时间三个因素，建立了反相高效液相色谱测定方法，可用于昆布药材质量控制研究。HPLC 法还被用于海藻中蕨藻红素、牡蛎中牛磺酸及海马中核苷和核苷酸含量的测定。

（三）阳离子交换色谱法（IEC）

阳离子交换色谱法属于氨基酸分析方法的一种，氨基酸分析方法还包含基于反相色谱分离、柱前衍生、荧光或紫外检测的高效液相色谱法（HPLC）以及阴离子交换色谱法（IC）；氨基酸分析仪是基于阳离子交换柱分离、柱后茚三酮衍生、光度法测定的离子交换色谱仪，专用于氨基酸分析。虽然高效液相色谱法及阴离子交换色谱法具有较高的灵敏度，但难以保证仪器专用于氨基酸，且对柱子损伤较大，难以保证分析结果的可靠性及重复性。针对氨基酸种类繁多、性质相近的特性，IEC 相对于其他两种方法分离程度更高，可以一次性分离检测 50 种左右氨基酸峰。大部分海洋中药均含有多种氨基酸，大部分氨基酸本身不具有紫外吸收及荧光发射，张晓萍等选用氨基酸全自动分析仪测定海藻及其混伪品中 17 种氨基酸含量，具有操作简便、快速、准确度高、重复性好等优点，可用于海藻及其混伪品的氨基酸定量分析及真伪区分。

二、光谱法

光谱法可分为吸收光谱法及发射光谱法，在海洋中药质量控制研究中常用的方法有紫外分光光度法、原子吸收光谱法、荧光光谱法、红外光谱法、近红外光谱法、紫外可见吸收光谱法、X 射线衍射法及发射光谱法等。

(一)紫外分光光度法（UV）

紫外分光光度法具有操作简便、快速、准确的特点。适用于定性定量分析、纯度分析、结构分析，是中药质量控制中的基础研究方法，具有操作简便、分析速度快、灵敏度高、准确度高等特点。比色法为紫外分光光度法的常用方法，根据显色剂的不同又分为多种方法。司玮等采用紫外分光光度法茚三酮显色法对珍珠、珍珠母、蛤壳、牡蛎、瓦楞子、海螵蛸、石决明等碳酸钙样品水解后的总氨基酸含量进行测定；张培育等选用紫外分光光度法以岩藻甾醇为对照品，以磷硫铁试剂为显色剂测定海藻总甾醇含量。硫酸-苯酚显色法可用于测定采用不同提取方法获得的牡蛎糖原含量及海马多糖含量，Folin-Denis 法可用于测定海藻中总酚类化合物含量。常用显色法还有硫酸蒽酮比色法、双缩脲比色法、直接碘滴定法及抗坏血酸-钼蓝分光光度法（改良的亚硫酸钠还原法）。

(二)原子吸收光谱法（AAS）

AAS 具有灵敏度高、选择性好、精密度高、应用范围广等特点，在中药材中微量元素分析时常作为首选的定量方法。AAS 测量对象是呈原子状态的金属元素和部分非金属元素，要根据样品需要选定不同原子化器对样品进行处理，袁如文等采用火焰原子吸收光谱法（FAAS）对牡蛎中微量元素的含量进行连续测定，为后续研究提供了参考依据，FAAS 还用于海螵蛸及海藻微量元素的含量测定。石墨炉原子吸收光谱法及氢化物发生原子吸收法也被用于测定海藻中无机元素铝及砷含量。

(三)荧光光谱法（FS）

荧光光谱法是根据物质的荧光谱线位置及其强度进行物质鉴定和含量测定的方法。郑立等利用昆布素与苯胺蓝能特异性结合的特点，建立了昆布素含量的荧光快速检测方法，该法简便和快速，是昆布素含量有效的检测手段。赵鹏等采用荧光光度法测定了牡蛎中金属元素含量。氢化物发生原子荧光法可用来测定海藻及昆布中总砷及无机砷含量。

(四)红外光谱法（IR）

在药物质量控制过程中，红外光谱可用于药品原材料的质量控制和稳定性考察，特别是近红外光谱技术近年来在快速鉴别中药材方面的应用日益广泛。杜成智等选用中红外光谱法分析不同产地蛤壳、海螵蛸、牡蛎化学成分的差异，发现以碳酸钙含量及红外光谱作为其评价指标性成分，并不能从整体上反映中药的内在质量。中红外光谱法可用于不同产地珍珠的鉴别，海龙、海藻及其混伪品的区分。杨文哲等采用近红外光谱技术对牡蛎、石决明、珍珠母、蛤壳及瓦楞子进行研究，该法可以区分牡蛎、石决明及珍珠母，并且认为贝壳类药材的功效与其在近红外光谱主成分分析（PCA）图中的分布具有一定相关性。张荣良等选用近红外光谱技术建立了长牡蛎的必需氨基酸分析模型，可用于含氨基酸成分的海洋中药质量标准模型的建立。

（五）电感耦合等离子体原子发射光谱法（ICP-AES）

电感耦合等离子体原子发射光谱法，因其既具有原子发射光谱法（AES）的多元素同时测定优点，又具有很宽线性范围，具有多元素、多谱线同时测定等优点，已发展为原子光谱分析技术中应用最为广泛的一种，在中药质量及安全性控制方面也日益展现出其优越性。有学者应用该技术对石决明、海藻、牡蛎和瓦楞子等海洋中药中无机元素进行了含量测定。杨奎真等采用 ICP-AES 法测定 15 个牡蛎样本中 16 种无机元素（Al、As、Cd、Co、Cr、Cu、Hg、Fe、Mg、Mn、Mo、Ni、Pb、Se、Sr 和 Zn）的含量，以测定结果为基础构建了元素指纹图谱，采用主成分分析和聚类分析 ICP-AES 法构建牡蛎元素指纹图谱，可用于牡蛎产地溯源。曹思玮等采用 ICP-AES 测定不同温度、不同时间煅制牡蛎中 $CaCO_3$ 的含量，为深入研究煅制牡蛎的药理作用提供了科学依据。

（六）X 射线衍射分析法（XRD）

X 射线衍射分析法作为结构和成分分析的一种现代科学方法，已被广泛应用于许多研究领域。司玮等采用 X 射线粉末衍射，测定了对比分析珍珠、珍珠母、蛤壳、牡蛎、瓦楞子、海螵蛸、石决明等样品的碳酸钙晶型；李辉等采用扫描电镜法和 X 射线衍射法对多种珍珠粉进行鉴定分析，并以药用珍珠的图谱为标准对各组珍珠粉进行相似度计算，结果表明该法可以简便、快捷、直观地对珍珠粉进行真伪鉴别，以图形与数据相结合形式实现对珍珠粉的质量控制。邵江娟等采用差热分析、红外光谱分析和 X 射线衍射分析等多种方法建立指纹图谱对生、煅牡蛎进行了鉴别。

（七）¹H-NMR 代谢组学技术

¹H-NMR 代谢组学技术不仅能最大程度地提取、检测中药有效成分信息，而且有利于全面明晰药材代谢物质群体的化学组成，对于建立整体性作用特点的药材质量控制方法和模式具有重要价值。因此，该技术在中药品种鉴定、质量评价等领域已有广泛应用。赵晓喆等选用 ¹H-NMR 代谢组学技术分析 3 种海马药材，在海马醇提物 ¹H-NMR 图谱中共指认出 33 种化学成分，通过多元统计分析，结果显示线纹海马、大海马化学成分相近，差异性较小，而三斑海马相比于线纹海马、大海马，多种氨基酸含量降低，呈显著性差异，牛磺酸、甘油含量则显著上升。

三、DNA 条形码技术

DNA 分子鉴别方法尤其是特异性聚合酶链式反应（PCR）鉴别方法因其操作简便、结果准确，在中药基原鉴别方面起到了越来越重要的作用，利用细胞色素氧化酶 I（COI）序列可以对蛤壳、海马、海龙、珍珠母及其混伪品进行 DNA 分子鉴定，该方法有效可行。刘富艳等采用 PCR 鉴别技术，通过比较海龙及其混伪品的基因序列差异，可将正品海龙从多种海龙类药材中鉴别出来，具有较强的实用性。张懿翔等建立了牡蛎成分的 PCR 快速检测方法，实现了牡蛎的定性检测，用于不同产品的牡蛎成分检测。

四、联用技术

随着科技不断发展，从最原始的感官分析到显微鉴别和理化鉴别，再到光谱、色谱等现代技术的应用，中药分析技术越来越多元化。但每一种分析技术均存在其适用范围和局限性，将单一的分析技术联合起来，不仅能获得更多的信息，而且可能产生单一分析技术所无法得到的新的信息。因此，联用技术近年来越来越多地被应用于中药分析中，已成为中药质量控制技术的一个重要的发展方向。在海洋中药质量控制中，应用最广泛的为气相色谱-质谱联用（GC-MS）和液相质谱-质谱联用（LC-MS）技术，其他联用技术的应用也有研究报道。

（一）气相色谱-质谱联用（GC-MS）

GC-MS 技术灵敏度高，分析速度快，应用范围广，尤其适用于挥发性成分。该方法被应用于海龙甾醇类、牡蛎脂肪酸类及甾醇类、海藻植物激素及脂肪酸类、海马脂肪酸类成分的分析及石决明活性成分分析。

（二）液相色谱-质谱联用（LC-MS）

高效液相色谱与质谱联用（HPLC-MS）法与传统的 HPLC 法相比，检测时间快速，灵敏度较高，检测限低，定性、定量可同时进行。王丽等利用 HPLC-MS 对多种海藻中的主要类胡萝卜素进行了结构鉴定与分析。HPLC-MS 还被应用于测定海藻中的脂肪酸、监测养殖牡蛎中贝类毒素含量变化、进行珍珠母炮制前后的寡肽类化合物的结构分析。

Yang 等使用超高效液相色谱-电子喷雾电离质谱（UPLC-ESI-MS）分析牡蛎中咖啡因成分，通过主成分分析和正交偏最小二乘判别分析，可以判别药用及培养牡蛎壳，为海洋中药牡蛎质量标准的建立提供了依据。Zhang 等使用纳米液相色谱串联质谱分析海龙中提取的肽片段，该研究为海龙提供了参考蛋白质组图谱，并为将来研究其药理活性的潜在机制研究提供了有用的信息。陈璐等通过 GC-MS 及 HPLC-MS 方法对 7 种海马样品进行分离鉴定，发现海马的主要化学成分为脂肪酸和甾体类且不同海马的甾醇种类有较大的差异；刘睿等采用 shotgun 混合蛋白质鉴定技术研究海螺蛸蛋白质、肽类物质组成，采用 nano-LC Q Exactive Orbitrap 质谱仪分析鉴定海螺蛸蛋白质、肽类成分。基于软体动物门（Mollusca）蛋白质数据库比对分析，从海螺蛸中共鉴定出 16 个蛋白质类成分，168 个多肽类成分，从头测序（De novo sequencing）方法鉴定了 328 个多肽类成分。

（三）高效液相色谱-氢化物发生-原子荧光光谱法（HPLC-HG-AFS）

王继霞等采用 HPLC-HG-AFS 分析贝壳类产品砷形态，为食品安全卫生标准的完善提供了依据。于卓然采用 HPLC-HG-AFS 对海藻食品中无机砷的检测进行了研究，该方法检测快速简便，仪器分析灵敏度高，重现性好，适合于海藻中砷形态的检测、监测和确证。

（四）电感耦合等离子体质谱法（ICP-MS）

ICP-MS 是以等离子体为电子源，以质谱仪为检测器的一种无机元素分析技术，具有元素特异性、抗实际样品复杂基体干扰性强的特点，并能提供极低的检出限和极宽的线性范围。ICP-MS 法常用于测定牡蛎、石决明、珍珠母、瓦楞子、蛤壳、珍珠等药材微量元素的含量，为该类药材的质量控制提供了依据。

五、中药指纹图谱

海洋中药种类繁多，药材真伪难辨问题阻碍了海洋中药资源的开发利用。中药指纹图谱可以较为全面地反映药材化学成分的种类与含量，进而对其质量进行控制。HPLC 指纹图谱近年来已被广泛应用于中药材质量控制，目前已有研究应用于海龙、海螵蛸、珍珠及珍珠母的真伪鉴别及贝壳类海洋中药的鉴别。

海洋中药大部分含有多种微量元素，同样也因为近海地域污染严重的问题，存在重金属超标的问题，要保证海洋中药材质量必须对重金属含量进行限定，元素指纹图谱的构建对于海洋中药的质量控制研究是尤为重要的。杨奎真等采用 ICP-AES 法测定牡蛎 16 种无机元素含量，构建了元素指纹图谱，李辉等建立 X 射线衍射药用珍珠图谱，邵江娟等采用差热分析、红外光谱分析和 X 射线衍射分析等多种方法建立牡蛎指纹图谱，可以简便、快捷、直观地对药材进行真伪鉴别，以图形与数据相结合形式实现对海洋中药的质量控制。

第三节　总结与展望

近年来，海洋中药资源逐渐受到了国内外学者的关注和重视，有学者对海洋中药的药性、药效及物质基础进行了研究，取得了一些进展。如对海洋中药的药性和功效有了较为清楚的认识，认为海洋中药多以寒凉平性中药为主，药味咸甘，归肝经，升降浮沉及毒性较少，咸能软坚散结，寒能清热，甘能补虚；海洋中药的功效多以清热解毒、止痛消肿、软坚散结、补虚、化痰止咳为主。海洋中药具有海洋的特殊属性，与陆地生物具有不同的代谢途径，因而具有一些结构独特的活性物质，如多卤素取代结构，还有多氧、氮结构及陆地中药多见的萜类、生物碱、甾醇等，这些结构的特殊性也为其药性和功效的特殊性提供了物质基础。因此，有研究者认识到海洋中药质量控制研究应以海洋中药独特药理活性特征为基础，结合现行的化学成分分析法及生物测评法，建立适合海洋中药的质量评价方法。如刘宇欣等提取分离海龙蛋白质组分，确定了海龙抑制海拉（Hela）细胞增殖的活性物质及作用浓度范围，为其质量控制研究提供了方向。

通过分析海洋中药质量标准的研究现状，可以说海洋中药的质量控制体系远未形成。基于中医原创思维和认知规律，从性效出发，运用多学科技术方法，阐明海洋中药药效物质基础，进而构建科学、系统的海洋中药标准体系，是海洋中药质量控制研究的发展方向。

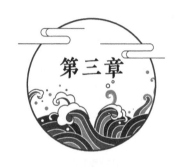

第三章

中药质量分析与质量控制常用方法和技术

第一节　中药鉴别方法和技术

中药的鉴别是指依据国家药品标准，对中药进行真实性、纯度、品质优良度的评价和鉴定。

《中华人民共和国药品管理法》规定："药品必须符合国家药品标准"，"国务院药品监督管理部门颁布的《中华人民共和国共药典》和药品标准为国家药品标准"，"中药饮片必须按照国家药品标准炮制；国家药品标准没有规定的，必须按照省、自治区、直辖市人民政府药品监督管理部门制定的炮制规范炮制。"国家药品标准是国家对药品质量和检验方法所作的技术规定，是药品生产、经营、使用、检验和监督管理部门必须共同遵循的法定依据。

一、中药鉴别的程序

中药鉴别的基本程序一般包括取样、鉴别和撰写检验报告三部分。

（一）取样

中药的取样是指从整批中药中选取供检定用供试品的过程。为保证鉴别结果的准确性，必须重视取样的整个环节。

抽取样品前，应注意中药的品名、产地、规格、等级及包件式样是否一致，检查包装的完整性、清洁程度以及有无水迹、霉变或其他物质污染等情况，并详细记录。凡有异常情况的包件，应单独检验。

1. 中药材的取样

从同批药材包件中抽取供检验用样品的原则：药材总包件数不足 5 件的，逐件取样；5～99 件，随机抽 5 件取样；100～1000 件，按 5% 比例取样；超过 1000 件的，超过部分按 1% 比例取样；贵重药材，不论包件多少均逐件取样。

对破碎的、粉末状的或大小在 1cm 以下的药材，可用采样器抽取样品；每一包件至少在 2～3 个不同部位各取样品 1 份；包件大的应从 10cm 以下的深处在不同部位分别抽取；对破碎的、粉末状的或大小在 1cm 以下的药材和饮片，可用采样器（探子）抽取样品；对包件较大或个体较大的药材，可根据实际情况抽取有代表性的样品。

每一包件的取样量：一般药材抽取 100～500g；粉末状药材抽取 25～50g；贵重药材抽取 5～10g。

将抽取的样品混匀，即为抽取样品总量。若抽取样品总量超过检验用量数倍时，可按四分法再取样，即将所有样品摊成正方形，依对角线划"×"，使分为四等份，取用对角两份；再如上操作，反复数次，直至最后剩余量足够完成所有必要的实验以及留样为止。

最终抽取的供检验用样品量，一般不得少于检验所需用量的 3 倍，即 1/3 供实验室分析用，另 1/3 供复核用，其余 1/3 则为留样保存。

2. 中成药的取样

与中药材的取样一样，中成药的取样应有代表性、科学性和真实性，取样量应为至少可供 3 次检验的用量。

粉末中药制剂：如散剂、颗粒剂，一般取样 100g。可在包装的上、中、下三层及间隔相等的部位取样若干，将所取样品充分混匀后，按"四分法"从中取出所需供试量。

固体中药制剂：片剂取样量一般为 200 片，未成片前可取已制成的颗粒 100g；大蜜丸一般取 10 丸，水蜜丸、水丸取所需量的 10～20 倍，粉碎，混匀，再按"四分法"从中取出所需供试量；胶囊剂抽取样品一般不得少于 20 个胶囊，倾出其内容物，并仔细将附着在胶囊上的药物刮下，合并，混匀，称定空胶囊的重量，由原来的总重量减去空胶囊的重量，即为胶囊内药物的重量，一般胶囊内药物的取样重量为 100g。

液体中药制剂：如口服液、酊剂、糖浆剂等，一般取样数量为 200ml，对底部有沉淀的液体制剂应在振摇均匀后再取样；注射剂一般取样两次，第一次在配液滤过后灌注前取样，取样量为 200ml，第二次在消毒灭菌后取样，取样量一般为 200 支。

（二）鉴别

中药取样后，应依据药品标准，对中药进行来源、性状、显微及理化等项鉴别，以确定中药的真实性。

中药的来源鉴别又称基源鉴别，是应用植物、动物的分类学知识和矿物学的基本知识，对中药的来源进行鉴别，确定其正确的学名，以保证中药品种的准确性。

中药的性状鉴别是运用眼看、手摸、鼻闻、口尝、水试及火试等直观的方法，对中药的性状，包括形状、大小、色泽、表面、质地、断面、气味等特征进行鉴别的方法。

中药的显微鉴别系用显微镜对药材及饮片的切片、粉末、解离组织、表面制片及含粉末的制剂中药材的组织、细胞或内含物等特征进行鉴别的一种方法。

中药的理化鉴别是利用物理的或化学的方法，对中药中所含某些化学成分进行的鉴别试验。

以上各方法均有其特点和适用对象，实际工作中常常相互配合使用，以达到鉴别中药真伪的目的。

（三）撰写检验报告

检验人员应及时、准确地记录实验过程中的数据、现象及结果，并综合各鉴别项目的结果做出检验结论，详细、真实地填写药品检验报告书。检验结论必须明确"符合规定"或"不符合规定"。药品检验报告书是对药品质量做出的技术鉴定，是具有法律效力的技术文件，应长期保存。

二、中药基源鉴别

基源鉴别是中药材及饮片鉴别的基础。以植物类中药为例，基源鉴别一般采用如下步骤。

（一）观察植物形态

对比较完整的植物类中药，应注意植物各器官尤其是繁殖器官的观察。观察微小的特征如雄蕊、雌蕊、腺点时，可借助于放大镜或解剖镜。对不完整的供试品，除少数鉴别特征十分突出的品种外，一般应究其原植物，可深入到产区调查，或采集实物与已定名标本进行对照鉴别。

（二）核对文献

通过对原植物形态的观察，能初步确定科属的，可直接查阅该科属的资料；若对科属尚不能确定，可查阅植物分科、分属的检索表。对于某些未知品种，鉴别特征不全或缺少有关资料者，也可根据产地、别名、化学成分、功能等线索，查阅与中药鉴定、药用植物等相关的综合性书籍或图谱，以确定其品种。在核对文献时，首先应查阅植物分类方面的著作，如《中国高等植物科属检索表》《中国植物志》《中国药用植物图鉴》《中国高等植物图鉴》《中国中药资源丛书》《海洋中药学》及有关的区域性植物志、药物志等。其次再查阅中药品种鉴定方面的著作，如《中华本草》《全国中草药汇编》《中药大辞典》等；若所查文献不完善或在主要鉴别特征上有分歧，还需进一步查对原始文献。

（三）核对标本

当未知种的科属确定时，可以与已定学名的相关标本进行核对。当然，必须要求已定学名的标本正确可靠，必要时可核对模式标本（发表新种时所被描述的植物标本），或请有关专家协助鉴定。

三、中药性状鉴别

性状鉴别法简单、快速、易行，是中药鉴定工作者必备的基本功。和基源鉴别一样，除仔细观察供试品外，有时亦需核对标本、核对文献或请有关专家协助鉴定。性状鉴别包括以下内容。

（一）形状

指干燥药材的形态，药材的形状一般比较固定，与药用部位有关，如根类中药多呈圆锥形、圆柱形或纺锤形等；皮类中药常呈卷筒状、板片状等。中药的性状特征常用生动形象的经验术语进行描述，如海马的外形为"马头、蛇尾、瓦楞身"，党参、板蓝根的根上端称"狮子盘头"。叶类、花类及全草类中药多皱缩，可用热水浸泡，展平后再观察形状。

中药饮片常因加工炮制方法不同而有多种形状，如白芍、泽泻为圆形片，葛根、杜仲为长方形片，黄芪为斜片，荆芥、党参为段状片等。

（二）大小

指药材的长短、粗细、厚度等。药材的大小，一般有一定的范围，若供试品的大小与规定有差异时，应观察较多的供试品，可允许有少量稍高于或低于规定的数值。测量时可用毫米刻度尺。对某些细小的种子或果实（如车前子、菟丝子），可将每 10 粒排成 1 行，用毫米刻度尺测量其总长度，然后计算其平均值。亦可在放大镜或实体解剖镜下测量。

中药饮片的长短厚薄，是饮片规格、质量的一项重要的指标，如《药典》2020 年版第四部对中药切制品（片、段、块、丝等）的厚薄、长短、大小、宽窄就有明确规定。片：0.5mm 以下为极薄片，1～2mm 为薄片，2～4mm 为厚片；段：5～10mm 为短段，10～15mm 为长段；块：8～12mm 为方块；丝：2～3mm 为细丝，5～10mm 为粗丝等。其他不宜切制者，一般应捣碎或碾碎使用。

（三）色泽

指在日光下观察的药材颜色及光泽度。药材及饮片的色泽因品种及炮制方法而异，是衡量中药质量优劣的重要因素，如苏木黄红色，断面略具光泽；珍珠类白色、浅粉红色、浅黄绿色或浅蓝色，具特有的彩色光泽；紫草以色紫者为佳，黄连、黄柏以色黄者为佳。某些药材会因加工、贮藏或应用杀虫剂等，引起色泽变化，如黄芩受潮断面由黄变绿，金银花贮久表面变黄棕色，均预示其质量的改变。观察药材的颜色，一般应在日光或日光灯下进行。中药的颜色若为复合色调，描述或鉴定时应以后一种色调为主，如麻黄表面呈黄绿色，即以绿色为主，略带黄色。

（四）表面特征

中药表面常表现为光滑或粗糙、各种皱纹、花纹、皮孔、环节、毛茸、鳞叶等不同特征，如龙胆根上部具横皱纹，辛夷密被毛茸，防风的根头部具明显的密集环纹（习称"蚯蚓头"），砂仁表面有刺状突起等，均是药材及饮片的重要鉴别特征。

（五）质地

指药材及饮片的软硬、韧脆、疏密、轻重、黏性等特征，如三七体重质坚硬，桑白皮体轻质韧等。在实际工作中，常用一些经验术语描述药材的质地，如体轻质松、断面多裂隙，称"松泡"，如南沙参；富含淀粉，折断时有粉尘散落，称"粉性"，如天花粉；质地柔软，含油而润泽，称"油润"，如当归；质地坚硬，断面半透明状或有光泽，称"角质"，如郁金等。

（六）断面

包括自然折断面和横切（或纵切）面。

自然折断面主要观察折断时的现象和折断面的特征，即折断时的难易程度，折断时的声响，有无粉尘飞扬，折断面是否平坦，是否呈纤维性、颗粒性或裂片状，断面有无白丝，是否可层层剥离等。如甘草折断时有粉尘散落，折断面呈纤维性；杜仲折断时有胶丝相连；秦皮折断面可层层剥离等。

对不易折断或折断面不平坦的药材，可用刀切成横切面或纵切面，主要观察皮部与木部的比例，维管束的排列方式，射线的分布，有无油点等特征。常用一些经验术语描述横切面特征，如甘草有"菊花心"，独活具"朱砂点"，大黄根茎髓部分布"星点"。

中药饮片的切面大多为横切面，观察饮片及药材横切面时，应注意区分双子叶植物与单子叶植物，一般说来，双子叶植物根成层成环，有放射状纹理，中央常无髓，如黄芪；双子叶植物根茎及茎中央有髓，如黄连；单子叶植物根有内皮层环，皮部宽，中柱一般较小，中央有髓，如麦冬；单子叶植物根茎断面有多数"筋脉点"（维管束）散布，中央髓不明显，如黄精。

（七）气

有些中药的气味十分特殊，可作为主要鉴别依据。如肉桂具浓郁的香气，阿魏有特异的臭气。鉴别时，气浓者可直接嗅闻，气微者可将其砸碎、折断、揉搓、火烧或放在热水中浸泡后再闻。

（八）味

性状鉴别时的味指口尝中药得到的实际味感，如乌梅味酸、黄连味苦、甘草味甜等。尝药时应取少量药材入口咀嚼，或加开水浸泡后尝其浸出液，口尝时需使药材分布到整个舌面，仔细体会药材的味感。同时需品尝药材的不同部位。但应特别注意对有强烈刺激性的和有毒的药材，口尝时要谨慎，尝后应立即吐出并漱口，如川乌、天南星；有些药材不宜口尝，如斑蝥。

（九）水试

水试法是利用某些药材在水中或遇水能产生沉浮、溶解、颜色变化、膨胀、旋转、黏性等现象来鉴定中药。如丁香入水，萼筒下沉，直立水中；西红花入水，水液显黄色，柱头色不褪；秦皮的水浸出液在日光下显碧蓝色荧光；哈蟆油加水浸泡体积膨胀等。

（十）火试

火试法是利用中药火烧时产生的颜色、烟雾、响声、膨胀、熔融、聚散等现象鉴别中药真伪的一种方法。如麝香少许用火烧时有轻微爆鸣声，熔化起泡似珠，香气浓烈，灰化后，残渣呈白色或灰白色；血竭用火烤即熔化，呈红色，且透明无残渣；海金沙点燃可发出爆鸣声及闪光；青黛用微火灼烧即产生紫红色烟雾等。

以上10项，是药材性状鉴别的基本顺序和内容，在对具体中药进行鉴别时，既要全面仔细地观察，又要抓住重点，找出主要鉴别特征。

四、中药显微鉴别

显微鉴别通常适用于性状鉴别不易识别的中药、性状相似不易区别的多来源中药、破碎的中药、粉末中药以及用中药粉末制成的中成药的鉴别。显微鉴别主要包括组织鉴别和粉末鉴别。组织鉴别是通过观察药材及饮片的切片或磨片鉴定其组织构造特征；粉末鉴别是通过观察药材及饮片的粉末制片或解离片鉴定其组织、细胞及内含物的特征。

（一）显微制片

进行显微鉴别，首先要根据观察的对象和目的，选择具有代表性的供试品，制作不同的显微标本片。

1. 横切片或纵切片制片

取供试品欲观察部位，经软化处理后，用徒手或滑走切片法，切成 $10\sim20\mu m$ 的薄片，必要时可包埋后切片。选取平整的薄片置载玻片上，根据观察对象的不同，滴加甘油醋酸试液、水合氯醛试液或其他适宜试液 $1\sim2$ 滴，盖上载玻片。必要时滴加水合氯醛试液后，在酒精灯上加热透化，并滴加甘油乙醇试液或稀甘油，盖上盖玻片。根、根茎、茎藤、皮类中药等，一般制作横切片观察，必要时制作纵切片；木类中药一般需观察横切面、径向纵切面和切向纵切面。

2. 表面制片

鉴别叶、花、果实、种子、全草等类药材时，可取叶片、萼片、花冠、果皮、种皮等，湿润软化后，切取欲观察部位约 $4mm^2$，一正一反置载玻片上，或撕取表皮，加适宜的试液处理后观察其表面特征。

3. 粉末制片

将供试品粉碎成粉末，过四号筛，挑取少量置载玻片上，摊平，滴加甘油醋酸试液、水合氯醛试液或其他适宜试液处理后观察粉末特征。

4. 解离组织制片

若需观察细胞的完整形态，尤其是纤维、导管、管胞、石细胞等彼此不易分离的组织，需利用化学试剂使组织中各细胞之间的细胞间质溶解，使细胞分离。如供试品中薄壁组织占大部分，木化组织少或分散存在的，可用氢氧化钾法；如供试品质地坚硬，木化组织较多或集成较大群束，可用硝铬酸法或氯酸钾法。在解离前，应先将供试品切成长约 $5mm$、直径约 $2mm$ 的段或厚约 $1mm$ 的片。

① 氢氧化钾法：将供试品置试管中，加5%氢氧化钾溶液适量，加热至用玻璃棒挤压能离散为止，倾去碱液，加水洗涤后，取出少量置载玻片上，用解剖针撕开，以稀甘油装片观察。

② 硝铬酸法：将供试品置试管中，加硝铬酸试液适量，放置，至用玻璃棒挤压能离散为止，倾去酸液，加水洗涤后，按照氢氧化钾法操作装片。

③ 氯酸钾法：将供试品置试管中，加硝酸溶液（1→2）及氯酸钾少量，缓缓加热，

待产生的气泡逐渐减少时，再及时加入少量氯酸钾，以维持气泡稳定地发生，至用玻璃棒挤压能离散为止，倾去酸液，加水洗涤后，按照氢氧化钾法操作装片。

5. 花粉粒与孢子制片

取花粉、花药（或小的花）、孢子或孢子囊群（干燥的供试品浸于冰醋酸中软化），用玻璃棒研碎，经纱布过滤于离心管中，离心，取沉淀加新配制的醋酐与浓硫酸（9∶1）的混合液1～3ml，置水浴上加热2～3min，离心，取沉淀，用水洗涤2次，取少量沉淀置载玻片上，滴加水合氯醛试液，盖上盖玻片，或加50％甘油与1％苯酚各1～2滴，用品红甘油胶封藏观察，也可用水合氯醛试液装片观察。

6. 磨片制片

坚硬的动物、矿物类药，可采用磨片法制片。选取厚度1～2mm的供试材料，置粗磨石（或磨砂玻璃板）上，加适量水，用食指、中指夹住或压住材料，在磨石上往返磨砺，待两面磨平，且厚度数百微米时，将材料移至细磨石上，加水，用软木塞压在材料上，往返磨砺至透明，用水冲洗，再用乙醇处理和甘油乙醇试液装片。

（二）显微制片常用试液及其特点

1. 水或稀甘油

常用于标本片的暂时封藏，为物理性的透明剂，可以较快透入组织，形成良好的透光条件。适于观察细胞壁颜色，细胞内含有的淀粉粒、糊粉粒、油滴、树脂等。

2. 甘油醋酸试液（斯氏液）

多用于观察淀粉粒的形态，可使淀粉粒不膨胀变形，便于测量其大小。

3. 水合氯醛试液

为常用的透化剂。切片或粉末加水合氯醛试液并加热处理（透化），可溶解淀粉粒、蛋白质、叶绿素、挥发油等，并能使已收缩的细胞膨胀。适于观察组织构造、细胞形状、草酸钙结晶等。不加热装片（冷装）可观察菊糖、橙皮苷结晶等。

水合氯醛试液透化装片时，易析出水合氯醛结晶，影响观察，可加稀甘油，以防结晶析出。

（三）细胞内含物性质的鉴别

1. 淀粉粒

加碘试液，显蓝色或紫色。用甘油醋酸试液装片，置偏光显微镜下观察，未糊化的淀粉粒有偏光现象，已糊化的无偏光现象。

2. 糊粉粒

加碘试液，显棕色或黄棕色。加硝酸汞试液，显砖红色。材料中如含有多量脂肪油，应先用乙醚或石油醚脱脂后进行试验。

3. 脂肪油、挥发油、树脂

加苏丹Ⅲ试液，显橘红色、红色或紫红色。加90％乙醇，脂肪油和树脂不溶解

（蓖麻油及巴豆油例外），挥发油则溶解。

4. 菊糖

加 10% α-萘酚乙醇溶液，再加硫酸，显紫红色并溶解。

5. 黏液

加钌红试液，显红色。

6. 草酸钙结晶

加稀醋酸不溶解，加稀盐酸溶解而无气泡发生。加硫酸溶液（1→2），逐渐溶解，片刻后析出针状硫酸钙结晶。

7. 碳酸钙结晶（钟乳体）

加稀盐酸溶解，同时有气泡发生。

8. 硅质

加硫酸不溶解。

（四）细胞壁性质的鉴别

1. 木质化细胞壁

加间苯三酚试液 1～2 滴，稍放置，加盐酸 1 滴，因木质化程度不同，显红色或紫红色。

2. 木栓化或角质化细胞壁

加苏丹Ⅲ试液，稍放置或微热，显橘红色至红色。

3. 纤维素细胞壁

加氯化锌碘试液，或先加碘试液湿润后，稍放置，再加硫酸溶液（33→50）显蓝色或紫色。

4. 硅质化细胞壁

加入硫酸无变化。

（五）显微测量

显微测量是应用显微量尺在显微镜下测量细胞及细胞内含物等的大小的方法。测量常用的工具为目镜测微尺与载物台测微尺。测量前，先将目镜测微尺用载物台测微尺标定，以确定使用同一显微镜及特定倍数的物镜、目镜和镜筒长度时，目镜测微尺每一格所代表的长度。测量时，将需测量的目的物显微制片置显微镜载物台上，用目镜测微尺测量目的物的小格数，乘以标定时每一小格所代表的长度，即得目的物的大小。通常是在高倍镜下测量，但欲测量较长的目的物，如纤维、导管、非腺毛等的长度时，需在低倍镜下测量。记录最大值与最小值（μm），允许有少量数值略高或略低于规定。

目前，应用扫描电镜及计算机检索中药显微特征来鉴别中药及其成方制剂也得到快速发展，这就使显微鉴别工作更快速、可靠，并减少了工作强度。

五、中药理化鉴别

随着中药有效成分研究的深入和现代仪器分析技术的提高，理化鉴别的方法和手段也正在不断地更新和发展。现将常用的理化鉴别方法介绍如下。

（一）物理常数的测定

物理常数的测定包括相对密度、旋光度、折射率、硬度、黏稠度、沸点、凝固点、熔点等的测定。物理常数的测定，对鉴定含挥发油、油脂类，树脂类成分的中药，某些液体中药和加工品类中药的真伪和纯度，具有特别重要的意义。如蜂蜜中掺水就会使密度降低，同时影响黏稠度；哈蟆油膨胀度不得低于 55 等。

（二）化学反应鉴别法

化学反应鉴别法是利用药材及饮片中的化学成分能与某些试剂产生特殊的颜色变化或沉淀反应等现象来检识中药真实性的方法。试验时，可将试剂滴加到中药的提取液中，或直接滴加在药材切片或粉末上观察，以了解该成分所在的部位。如白芍横切片，加 1% 三氯化铁试液显蓝色；苦参横切片加氢氧化钠试液数滴，栓皮部呈橙红色，渐变为血红色，而木质部不呈颜色反应；苦参粗粉 0.5g，加水 4ml，煮沸，滤过，取滤液 2ml，加碘化汞钾试液 2~3 滴，产生黄白色沉淀。

（三）微量升华鉴别法

微量升华鉴别法是利用中药中所含的某些化学成分，在一定温度下能升华的性质，获得升华物，根据升华物的理化性质进行鉴别的方法。此法操作简便迅速，对含有升华性成分的中药是一种实用的鉴定方法。获得升华物后，可在显微镜下观察升华物的结晶形状、颜色及化学反应；在紫外灯下观察升华物的荧光或滴加化学试剂后荧光的变化；或直接在供试品上方悬挂有试液的滤纸条，加热供试品，滤纸条遇到升华物后，即显出颜色变化等。如大黄粉末升华物镜检有黄色针状或羽状结晶，加碱液溶解并显红色；牡丹皮、徐长卿的升华物为长柱状或针状、羽状结晶。

进行微量升华时，可取金属片或载玻片，置石棉网上，金属片或载玻片上放一高约 0.8cm，直径 1.5cm 的金属圈，圈内放置供试品粉末适量，铺成一均匀薄层，圈上覆盖载玻片，在石棉网下用酒精灯缓缓加热，至粉末开始变焦，载玻片上有升华物凝集时，去火待冷，将载玻片取下反转后，置显微镜下观察结晶形状、色泽，或取升华物加试液观察反应。

（四）荧光分析鉴别法

荧光分析鉴别法是指利用中药中某些化学成分，在紫外线或自然光下能产生一定颜色荧光，或经试剂处理后能产生荧光的性质进行鉴别的方法。通常可直接取药材或饮片、碎块、粉末、浸出物或经酸、碱处理后，置紫外灯下约 10cm 处观察所产生的荧光。除另有规定外，紫外灯的波长为 365nm。

如珍珠在紫外灯（365nm）下观察，显浅蓝紫色或亮黄绿色荧光；黄连折断面在紫外灯（365nm）下观察，显金黄色荧光，木质部尤为显著；苏木水浸液，置紫外灯（365nm）下观察，显黄绿色荧光，加氢氧化钠试液，显蓝色荧光，再加盐酸使成酸性后，显黄绿色荧光。有些中药表面附有地衣或真菌，也可能有荧光出现。因此荧光分析还可用于检查某些中药的变质情况。

（五）显微化学鉴别法

显微化学鉴别法系指利用显微镜观察中药中某些化学成分滴加各种试剂后产生结晶、沉淀或颜色变化的鉴别方法。此法简单、灵敏，能观察到肉眼看不到的理化反应现象。鉴别时，可将供试品粉末、切片或浸出液置于载玻片上，滴加某些化学试剂，盖上盖玻片，在显微镜下观察产生的沉淀、结晶或特殊的颜色等。如黄连粉末加乙醇及30％硝酸，显微镜下观察有黄色针簇状结晶生成；槟榔粉末 0.5g，加水 3～4ml 及稀硫酸 1 滴，微热数分钟，取滤液于载玻片上，加碘化铋钾试液，即发生浑浊，放置后，显微镜下观察可见石榴红色球形或方形结晶。

第二节　中药检查方法和技术

一、中药检查的内容

中药及其制剂的检查包括制剂通则检查、一般杂质检查、特殊杂质检查和卫生学检查等。中药的检查是控制其质量的重要内容之一，是保证用药安全有效的有力措施，也是考核生产工艺和企业管理状况的需要。中药检查技术包括化学分析技术、光谱技术及色谱技术等。

（一）杂质的来源

中药的杂质是指中药材及其制剂中不具有治疗作用或对人体有危害或影响药物质量的物质。

中药的杂质分为一般杂质和特殊杂质。所谓一般杂质是指在自然界中分布较广泛，在各种药材的采集、收购、加工以及制剂的生产或贮存过程中容易引入的杂质，如酸、碱、水分、氯化物、硫酸盐、铁盐、重金属、砷盐等。它们的检查方法均在《药典》第四部中有规定。对于中药制剂，并非每个剂型都要做一般杂质的全面检查，而是根据具体要求，进行一定项目的检查。所谓特殊杂质，是指在该制剂的生产和贮存过程中，根据其来源、生产工艺及药品的性质有可能引入的杂质。这种杂质在《药典》中列入个别制剂的检查项下。

中药中存在的杂质主要来源于三个方面：一是从药材原料中带入的；二是在生产制备过程中引入的；三是贮存中受外界条件的影响而使中药的理化性质改变而产生的。

（二）杂质的限量检查

对于中药中存在的杂质，没有必要测定其准确含量，只要求杂质含量在一定的限度内，不至于对人体有害，不会影响这种制剂的稳定性和疗效，就可供使用。因此《药典》中规定的杂质检查均为限量检查（limit test）。杂质限量是指药物中所含杂质的最大允许量,通常用百分之几或百万分之几来表示,后者又可用 ppm 来表示。

中药中杂质检查方法通常采用限量检查,即取一定量与被检杂质相同的纯物质或其他对照品配制成标准溶液,与一定量供试药物的溶液,在相同处理条件下,比较反应结果,从而确定杂质限量是否超过规定。杂质限量可用下式计算。

$$杂质限量(\%)=\frac{杂质最大允许量}{供试品量}\times100\% \tag{3-1}$$

由于样品(S)中所含杂质的量是通过一定量杂质标准溶液进行比较来确定的,杂质的最大允许量也就是杂质标准溶液的体积(V)与其浓度(C)的乘积,因此杂质限量计算可按下式:

$$杂质限量(L)=\frac{标准溶液的体积(V)\times标准溶液的浓度(C)}{供试品量(S)}\times100\% \tag{3-2}$$

或
$$L=\frac{V\times C}{S}\times100\% \tag{3-3}$$

《药典》中检查杂质,也有不用标准溶液进行对比的,而是在供试品溶液中加入试剂,在一定反应条件下,观察有无反应出现,即用该测定条件下的反应灵敏度来控制杂质限量。

(三)制剂通则检查

中药制剂除应进行杂质检查外,还应按照《药典》第四部进行制剂通则检查,规定了 37 类剂型的生产与贮藏期间的有关要求、检查项目及检查方法。例如,片剂应进行重量差异、崩解时限、发泡量(阴道泡腾片)、分散均匀性、微生物限度检查。

二、中药杂质检查

(一)重金属检查法

重金属是指在规定实验条件下能与硫代乙酰胺或硫化钠作用显色的金属杂质。在弱酸性条件下(pH = 3.5),重金属离子如 Ag^+、As^{3+}、As^{5+}、Bi^{3+}、Cu^{2+}、Cd^{2+}、Co^{2+}、Hg^{2+}、Ni^{2+}、Pb^{2+}、Sb^{3+}、Sn^{2+}、Sn^{4+} 等能与硫代乙酰胺生成不溶性硫化物而显色。由于在药品生产中遇到铅的机会较多,而且铅易积蓄中毒,故检查时以铅为代表。

1. 基本原理

在弱酸性条件下,硫代乙酰胺发生水解,产生硫化氢,可与重金属离子生成有色硫化物的均匀混悬液。

$$CH_3CSNH_2+H_2O\xrightarrow{pH3.5}CH_3CONH_2+H_2S\uparrow$$
$$Pb^{2+}+H_2S\longrightarrow PbS\downarrow+2H^+$$

2. 检查方法

根据实验条件不同,《药典》对重金属的检查一共收载三种检查方法。

(1)硫代乙酰胺法:适用于供试品不经有机破坏,在酸性溶液中显色的重金属限量检查。取 25ml 纳氏比色管三支，甲管中加标准铅溶液一定量与醋酸盐缓冲液（pH3.5）2ml 后，加水或各品种项下规定的溶剂稀释成 25ml，乙管中加入按各品种项下规定的方法制成的供试品溶液 25ml；丙管中加入与乙管相同重量的供试品，加配制供试品溶液的溶剂适量使溶解，再加与甲管相同量的标准铅溶液与醋酸盐缓冲液（pH3.5）2ml 后，用溶剂稀释成 25ml；若供试品带颜色，可在甲管中滴加少量的稀焦糖溶液或其他无干扰的有色溶液，使之与乙管、丙管一致；再在甲、乙、丙三管中分别加硫代乙酰胺试液各 2ml，摇匀，放置 2min，同置白纸上，自上向下透视，当丙管中显出的颜色不浅于甲管时，乙管中显示的颜色与甲管比较，不得更深。如丙管中显示的颜色浅于甲管，应取样按第二法重新检查。

（2）炽灼法：此法适用于供试品需灼烧破坏，取炽灼残渣项下遗留的残渣，经处理后在酸性溶液中显色的重金属限量检查。取炽灼残渣项下遗留的残渣，加硝酸 0.5ml，蒸干，至氧化氮蒸气除尽后，（或取供试品一定量，缓缓炽灼至完全炭化，放冷，加硫酸 0.5～1.0ml，使恰好湿润，用低温加热至硫酸除尽后，加硝酸 0.5ml，蒸干，至氧化氮蒸气除尽后，放冷，在 500～600℃炽灼使完全灰化），放冷，加盐酸 2ml，置水浴上蒸干后加水 15ml，滴加氨试液至对酚酞指示液显微粉红色，再加醋酸盐缓冲液（pH3.5）2ml，微热溶解后，移置纳氏比色管中，加水稀释成 25ml，作为乙管；另取配制供试品溶液的试剂，置瓷皿中蒸干后，加醋酸盐缓冲液（pH3.5）2ml 与水 15ml，微热溶解后，移置纳氏比色管中，加标准铅溶液一定量，再用水稀释成 25ml，作为甲管；再在甲、乙两管中分别加硫代乙酰胺试液各 2ml，摇匀，放置 2 分钟，同置白纸上，自上向下透视，当丙管中显出的颜色不浅于甲管时，乙管中显示的颜色与甲管比较，不得更深。

（3）硫化钠法：适用于检查能溶于碱而不溶于稀酸（或在稀酸中生成沉淀）的药品中的重金属。取供试品适量，加氢氧化钠试液 5ml 与水 20ml 溶解后，置纳氏比色管中，加硫化钠试液 5 滴，摇匀，与一定量的标准铅溶液同样处理后的颜色比较，不得更深。

（二）砷盐检查法

砷盐检查法系指用于药品中微量砷（以 As 计算）限量检查的方法。《药典》第四部中规定的方法是古蔡氏法和二乙基二硫代氨基甲酸银法。

1. 古蔡氏法

（1）基本原理：本法系采用锌和酸作用所产生的初生态氢与供试品中微量砷盐化合物反应生成挥发性砷化氢，再与溴化汞试纸作用生成黄色至棕色砷斑。比较供试品与标准砷溶液在同一条件下所显的砷斑的颜色深浅，以测得供试品的含砷限度。

$$AsO_3^{3-} + 3Zn + 9H^+ \longrightarrow AsH_3 \uparrow + 3Zn^{2+} + 3H_2O$$

产生的砷化氢与溴化汞试纸作用：

$$AsH_3 + 2HgBr_2 \longrightarrow 2HBr + AsH(HgBr)_2（黄色）$$

$$AsH_3 + 3HgBr_2 \longrightarrow 3HBr + As(HgBr)_3（棕色）$$

五价砷在酸性溶液中也能被金属锌还原为砷化氢，但生成砷化氢比三价砷慢。三价砷生成砷化氢在 2h 内已反应完全，而五价砷在同时间内仅十分之二起反应。为了防止五价砷存在，影响测定结果的准确性，故必须加入碘化钾、酸性氯化亚锡还原剂，将五价砷还原为三价砷。碘化钾被氧化生成 I_2，以氯化亚锡来还原，使反应液中维持有碘化钾的还原剂存在。

$$AsO_4^{3-} + 2I^- + 2H^+ \longrightarrow AsO_3^{3-} + I_2 + H_2O$$
$$AsO_4^{3-} + Sn^{2+} + 2H^+ \longrightarrow AsO_3^{3-} + Sn^{4+} + H_2O$$
$$I_2 + Sn^{2+} \longrightarrow 2I^- + Sn^{4+}$$

溶液中的碘离子，与反应中产生的锌离子能形成配合物，使生成砷化氢的反应不断进行。

$$4I^- + Zn^{2+} \longrightarrow [ZnI_4]^{2-}$$

氯化亚锡与碘化钾存在，还可抑制锑化氢生成，在试验条件下，$100\mu g$ 锑存在不干扰测定。

同时氯化亚锡的作用可在锌粒表面形成锌锡齐（锌锡的合金）起去极化作用，使锌粒与盐酸作用缓和，放出氢气均匀，使产生的砷化氢气体一致，有利于砷斑的形成，增加反应的灵敏度和准确度。

$$Sn^{2+} + Zn \longrightarrow Sn + Zn^{2+}$$

（2）检查方法：测试时，按《药典》第四部古蔡氏法装置，在导气管中装入醋酸铅棉花 60mg（装管高度为 60～80mm），再于具孔的有机玻璃旋塞的顶端平面上放一片溴化汞试纸（试纸大小以能覆盖孔径而不露出平面外为宜），盖上旋塞并旋紧，即得。

标准砷斑的制备：精密量取标准砷溶液 2ml，置 100ml 标准磨口锥形瓶中，加盐酸 5ml 与水 21ml，再加碘化钾试液 5ml 与酸性氯化亚锡试液 5 滴，在室温放置 10min 后，加锌粒 2g，将导气管密塞于 100ml 标准磨口锥形瓶上，并将该锥形瓶置 25～40℃水浴中反应 45min，取出溴化汞试纸，即得。

若供试品需经有机破坏后再行检砷，则应取标准砷溶液代替供试品，按照该品种项下规定的方法同法处理后，依法制备标准砷斑。

检查法：取按各品种项下规定方法制成的供试品溶液，置 100ml 标准磨口锥形瓶中，按照标准砷斑的制备，自"再加碘化钾试液 5ml"起，依法操作。将生成的砷斑与标准砷斑比较，不得更深。

2. 二乙基二硫代氨基甲酸银法

（1）基本原理：利用金属锌与酸作用产生新生态的氢，与药品中的微量亚砷酸盐反应生成具有挥发性的砷化氢，用二乙基二硫代氨基甲酸银溶液吸收，使之还原生成红色胶态银，与同条件下一定量标准砷溶液所产生的红色胶态银在 510nm 处测吸光度，进行比较，以判定砷盐的限量或含量。

二乙基二硫代氨基甲酸银（简称 Ag-DDC）　　二乙基二硫代氨基甲酸（简称 HDDC）

（2）检查方法：仪器装置如图 3-1 所示，A 为 100ml 标准磨口锥形瓶；B 为中空的标准磨口塞，上连导气管 C（一端的外径为 8mm，内径为 6mm；另一端长 180mm，外径 4mm，内径 1.6mm，尖端内径为 1mm）；D 为平底玻璃管（长 180mm，内径 10mm，于 5.0ml 处有一刻度）。

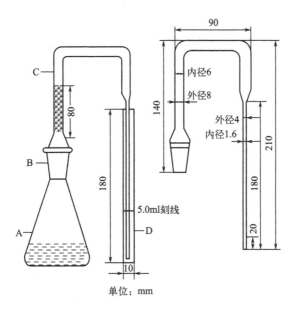

单位：mm

图 3-1　Ag-DDC 法检查砷装置

测试时，于导气管 C 中装入醋酸铅棉花 60mg（装管高度约 80mm）；并于 D 管中精密加入二乙基二硫代氨基甲酸银试液 5ml。

标准砷对照液的制备：精密量取标准砷溶液 5ml，置 A 瓶中，加盐酸 5ml 与水 21ml，再加碘化钾试液 5ml 与酸性氯化亚锡试液 5 滴，在室温放置 10min 后，加锌粒 2g，立即将导气管 C 与 A 瓶密塞，使生成的砷化氢气体导入 D 管中，并将 A 瓶置 25～40℃水浴中反应 45min，取出 D 管，添加氯仿至刻度，混匀，即得。

若供试品需经有机破坏后再行检砷，则应取标准砷溶液代替供试品，按照该品种项下规定的方法同法处理后，依法制备标准砷对照液。

检查法：取按照各品种项下规定方法制成的供试液，置 A 瓶中，参照标准砷对照液的制备，自"再加碘化钾试液 5ml"法操作。将所得溶液与标准砷对照液同置白色背景上，从 D 管上方向下观察、比较，所得溶液的颜色不得比标准砷对照液更深。必要时，可将所得溶液转移至 1cm 吸收池中，用适宜的分光光度计在 510nm 波长处以二乙基二硫代氨基甲酸银试液作空白，测定吸收度，与标准砷对照液按同法测得的吸收度比较，即得。

（3）附注

① 所用仪器和试液等参照本法检查，均不应生成砷斑，或至多生成仅可辨认的斑痕。

② 制备标准砷斑或标准砷对照液，应与供试品检查同时进行。

③ 本法所用的锌粒应无砷，以能通过一号筛的细粒为宜，如使用的锌粒较大时，用量应酌情增加，反应时间应延长为 1h。

④ 醋酸铅棉花系取脱脂棉 1.0g，浸入醋酸铅试液与水的等混合液 12ml 中，湿透

后，挤压除去过多的溶液，并使之疏松，在 100℃ 以下干燥后，贮于玻璃塞瓶中备用。

（三）铁盐检查法

1. 硫氰酸盐法

（1）原理：本法系利用硫氰酸盐在酸性溶液中与三价铁盐生成红色可溶性硫氰酸铁的配位离子，与一定量标准铁溶液用同法处理后所显颜色进行比较，以判断药物中铁盐杂质的含量。

$$Fe^{3+} + 6SCN^- \xrightarrow{H^+} [Fe(SCN)_6]^{3-}$$

（2）检查方法：取各品种项下规定量的供试品，加水溶解使成 25ml，移置 50ml 纳氏比色管中，加稀盐酸 4ml 与过硫酸铵 50mg，用水稀释使成 35ml 后，加 30％ 硫氰酸铵溶液 3ml，再加水适量稀释成 50ml，摇匀；如显色，立即与标准铁溶液一定量制成的对照溶液（取各品种项下规定量的标准铁溶液，置 50ml 纳氏比色管中，加水使成 25ml，加稀盐酸 4ml 与过硫酸铵 50mg，用水稀释使成 35ml，加 30％ 硫氰酸铵溶液 3ml，再加水适量稀释成 50ml，摇匀）比较，即得。

（3）注意事项

方法灵敏度：50ml 溶液中含 Fe^{3+} 为 20～50μg 时，色泽梯度明显易于区别；低于 15μg 或高于 50μg 时，色泽太浅或太深，均不利于比较。有时为了提高灵敏度，可用正丁醇提取，因硫氰酸铁的配位离子在正丁醇等有机溶剂中的溶解度大，故能增加颜色深度，并能排除某些干扰物质的影响。

加入稀盐酸的目的及其用量：在中性或碱性溶液中，Fe^{3+} 水解形成棕色的水合羟基铁离子 $[Fe(H_2O)_5OH]^{2+}$ 或红棕色的氢氧化铁沉淀，故反应应在酸性溶液中进行，且酸性溶液可避免弱酸盐如醋酸盐、磷酸盐、砷酸盐等的干扰。如加入硝酸，因硝酸有氧化性，可使 SCN^- 受到破坏：

$$3SCN^- + 13NO_3^- + 10H^+ \longrightarrow 3SO_4^{2-} + 3CO_2 \uparrow + 16NO \uparrow + 5H_2O$$

另外，若硝酸中含有亚硝酸，能与 SCN^- 作用生成红色化合物（NO·SCN），故宜用稀盐酸进行酸化，以 50ml 溶液中含稀盐酸 4ml 为宜。

加入过硫酸铵的目的：加入氧化剂过硫酸铵可氧化供试品中的 Fe^{2+} 成 Fe^{3+}，同时可防止因光线使硫氰酸铁还原或分解褪色。

光线和温度影响颜色的稳定性：光线促使硫氰酸铁还原或分解褪色，褪色的程度与光照时间的长短成正比。为了减低褪色现象，故加入氧化剂过硫酸铵 $[(NH_4)_2S_2O_8]$ 来防止。某些药物（如葡萄糖、碳酸氢钠、糊精、重质碳酸镁等）在检查过程中加硝酸处理，则可不再加过硫酸铵，但必须加热煮沸除去氧化氮，否则亚硝酸与硫氰酸根作用生成红色亚硝酰硫氰化物（NO·SCN）而影响比色测定。温度越高，褪色越快，所以测定时应特别注意供试品溶液与标准溶液实验条件一致，以免造成误差。

其他离子的干扰：硫氰酸根能和其他许多金属离子发生反应，而干扰测定，如与汞离子、锌离子、锑离子等金属离子形成配合物而减低了硫氰酸铁配离子颜色的深度。与银离子、亚汞离子、铜离子、钴离子、铋离子、铬离子等产生有色沉淀，而发生干扰。许多阴离子如氟化物、砷酸盐、枸橼酸盐、磷酸盐、酒石酸盐与高价铁离子形成配合物，使红色消退。此外，硫离子、亚硫离子、碘离子、亚硝酸等，对此法也有一定的影响。如氯化物对本法有影响，加入稍过量的硫氰酸铵，可使干扰减少。硫酸盐对本法干扰较大，当溶液中含有硫酸盐（SO_4^{2-}）达 400mg 时，则结果偏低 6.3%，含硫酸盐如达 800mg，则偏低 17.8%。

硫酸铁铵的配制：为了防止硫酸铁铵的水解，故在配制标准铁储备液时加入硫酸 2.5ml，使易于保存。

比色：若供试品管与标准品管色调不一致时，或所显颜色太浅，可分别用正丁醇提取后比色。

2. 巯基醋酸法

本法系利用巯基醋酸与铁盐作用，巯基醋酸还原 Fe^{3+} 为 Fe^{2+}，在氨碱性溶液中作用生成红色配位化合物，与一定量标准铁溶液经同法处理后产生的颜色进行比较，反应式如下：

$$2Fe^{3+} + 2HS \cdot CH_2COOH \longrightarrow 2Fe^{2+} + \overset{\displaystyle S-CH_2COOH}{\underset{\displaystyle S-CH_2COOH}{|}} + 2H^+$$

$$Fe^{2+} + 2HS \cdot CH_2COOH \longrightarrow Fe(S \cdot CH_2COOH)_2 + 2H^+$$

$$Fe(S \cdot CH_2COOH)_2 \overset{OH^-}{\longrightarrow} [Fe(S \cdot CH_2COO)_2]^{2-} + 2H_2O$$

（四）硫酸盐检查法

1. 原理

利用硫酸盐与氯化钡在酸性溶液中作用，生成硫酸钡的白色浑浊液，与一定量的标准硫酸钾溶液与氯化钡在同一条件下生成的浑浊液比较，以判断检品中硫酸盐的含量。

$$SO_4^{2-} + Ba^{2+} \longrightarrow BaSO_4 \downarrow$$

2. 测定方法

取各品种项下规定量的供试品，加水溶解使成约 40ml（溶液如显碱性，可滴加盐酸使成中性）；溶液如不澄清，应滤过；置 50ml 纳氏比色管中，加稀盐酸 2ml，摇匀，即得供试品溶液。另取各品种项下规定量的标准硫酸钾溶液，置 50ml 纳氏比色管中，加水使成约 40ml，加稀盐酸 2ml，摇匀，即得对照溶液。于供试品溶液与对照溶液中，分别加入 25% 氯化钡溶液 5ml，用水稀释至 50ml，充分摇匀，放置 10min，同置黑色背景上，从比色管上方向下观察、比较，即得。

供试品溶液如带颜色，可取供试品溶液两份，分别置 50ml 纳氏比色管中，一份加 25% 氯化钡溶液 5ml，摇匀，放置 10min，如显浑浊，可反复滤过，至滤液完全澄清，再加规定量的标准硫酸钾溶液与水适量使成 50ml，摇匀，放置 10min，作为对照溶液；另一份加 25% 氯化钡溶液 5ml 与水适量使成 50ml，摇匀，放置 10min，按上述方法与对照溶液比较，即得。

3. 注意事项

方法灵敏度：硫酸盐与氯化钡的反应很灵敏，每 1ml 溶液中含有 $1\mu g$ SO_4^{2-}，反应进行 $5 \sim 10$min 后，可见到明显浑浊。本法适宜比浊的浓度范围为 SO_4^{2-} $100 \sim 500\mu g/$

50ml，即相当于标准硫酸钾溶液 1～5ml；若 SO_4^{2-} 少于 $50\mu g/50ml$ 则生成的浑浊度难用肉眼辨认；多于 $1000\mu g/50ml$ 时，浑浊度很大，生成的 $BaSO_4$ 不是混悬体，用目视法不易比较，无法区别其浓度差异。

加入稀盐酸的目的及其用量：本法中加入稀盐酸是使供试液维持一定的酸度，在此酸度下产生最佳的白色浑浊，并可防止碳酸钡或磷酸钡等沉淀生成。溶液的酸度，以50ml 中含稀盐酸 2ml，使溶液的 pH 值约为 1 为宜，若酸度过高，则灵敏度下降。

检查时的温度：溶液的温度对浑浊度有影响，温度太低产生浑浊慢且少，还不稳定，反应温度一般控制在 25～30℃为宜。故室温低于 10℃时应将比色管在 25～30℃水浴中放置 10min 再进行比较。

氯化钡试剂的浓度：氯化钡溶液的浓度在 10%～25% 范围内，所显硫酸钡的白色浑浊差异不大。但 25% 氯化钡溶液出现硫酸钡浑浊时间短，且比较稳定。氯化钡试液存放时间过久，则比浊时所显的浑浊度过低。加入 25% 氯化钡试液后，应立即充分摇匀，以防止局部过浓而影响产生浑浊的程度，导致测定结果不准确。

其他离子的干扰：样品中如有硝酸盐存在，可加入盐酸先把硝酸盐变成氯化物在水浴上蒸干，以除去硝酸。

标准硫酸钾溶液的制备：《药典》规定，称取硫酸钾 0.181g，置 1000ml 量瓶中，加水适量使溶解并稀释至刻度，摇匀，即得（每 1ml 相当于 $100\mu g$ 的 SO_4^{2-}）。

（五）氯化物检查法

利用氯化物在硝酸酸性溶液中与硝酸银试液作用，生成氯化银的白色浑浊液，与一定量标准氯化钠溶液在相同条件下生成的氯化银浑浊液比较，以判断供试品中的氯化物是否超过了限量。

《药典》规定，取各品种项下规定量的供试品，加水溶解使成 25ml（溶液如显碱性，可滴加硝酸使成中性），再加稀硝酸 10ml；溶液如不澄清，应滤过；置 50ml 纳氏比色管中，加水使成约 40ml，摇匀，即得供试品溶液。另取该品种项下规定量的标准氯化钠溶液，置 50ml 纳氏比色管中，加稀硝酸 10ml，加水使成 40ml，摇匀，即得对照溶液。于供试品溶液与对照溶液中，分别加入硝酸银试液 1.0ml，用水稀释使成 50ml，摇匀，在暗处放置 5min，同置黑色背景上，从比色管上方向下观察、比较，即得。

标准氯化钠溶液的制备：称取氯化钠 0.165g，置 1000ml 量瓶中，加水适量使溶解并稀释至刻度，摇匀，作为贮备液。临用前，精密量取贮备液 10ml，置 100ml 量瓶中，加水稀释至刻度，摇匀，即得（每 1ml 相当于 $10\mu g$ 的 Cl）。

（六）干燥失重测定法

空气中经常含有一定量的水蒸气，一般按容积计可有 0～4%。药品中含有较大量的水分或其他挥发性物质时，不仅使药品的含量降低，影响使用剂量，而且会引起药品水解或发霉变质，而使药品失效。此外，含水量还可反映出制剂的生产工艺是否稳定、包装及贮存条件是否适宜等。因此要进行干燥失重或水分测定。

药品的干燥失重，系指药品在规定的条件下，经干燥后所减失的重量，主要是指水分、结晶水，但也包括其他挥发性的物质如乙醇等。一般水分又可分为必要的水分，即结晶水或组成水分；不必要的水分，即附着水分或吸留的水分。

1. 检查方法

干燥失重的检查，应根据中药制剂组成的性质、含水情况，选择适当的方法进行测定。常用的测定方法有：

（1）常压恒温干燥法：又叫烘干法，是指将样品放在烘箱中，在规定温度下进行干燥，适用于受热较稳定中药的测定。

测定方法：取供试品，混合均匀，分取适量，一般在 1g 左右，置已在与供试品同样条件下干燥至恒重的扁形称量瓶中，精密称定，置于烘箱中，在规定条件下干燥至恒重。干燥温度一般为 105℃，干燥时间除另有规定外，根据含水量的多少，一般在达到指定温度±2℃干燥 2～4h，再称至恒重为止。

（2）干燥剂干燥法：将供试品置于干燥器内，利用干燥器内贮放的干燥剂，吸收供试品中的水分，干燥至恒重。本法适用于受热易分解或挥发的供试品检查。根据干燥剂的不同，又可分为：

① 硅胶干燥法：硅胶为最常用的干燥剂，其吸水力较硫酸大，但次于五氧化二磷，使用方便，价廉。1g 变色硅胶吸水约 20mg 后开始变色，吸水约 200mg 后完全变色。使用后如变红色，可在 120℃下干燥，变蓝色后再使用。

② 五氧化二磷干燥法：五氧化二磷的吸水效力、吸水容量和吸水速度均较好，使用时，可铺于培养皿中，置于干燥器内，如发现表层已结块，或出现液滴，即需更换。该干燥剂价格较贵，不适于普遍使用。

③ 硫酸干燥法：硫酸的吸水效力与吸水速度次于五氧化二磷，但吸水容量比五氧化二磷大，价格也较便宜。硫酸有腐蚀性，因此取用时，应盛于培养皿或烧杯中，不能直接倾入干燥器中，搬动干燥器时，应注意勿使硫酸溅到称量瓶中或供试品上，用过的硫酸，经加热除去水分后可再使用。

（3）减压干燥法：是指在一定温度下，减压干燥的方法。在减压条件下，可降低干燥温度及缩短干燥时间，故适用于熔点低、受热不稳定及较难去除水分的供试品检查。减压干燥一般可用减压干燥器进行干燥，压力应在 2.67kPa（20mmHg）以下，如果压力太低，会有爆破危险。

（4）热分析法：物质在加热过程中，往往会发生脱水（表面水或结晶水）、挥发、相变（熔化、升华、沸腾等）以及分解、氧化、还原等物理变化或化学变化，热分析法就是测定物质的物理化学性质与温度关系的一类仪器分析方法。

2. 注意事项

供试品的颗粒大小，一般将颗粒控制在 2mm 以下，若供试品为较大结晶，为了避免在研磨过程中水分等损失，应先迅速捣碎成 2mm 以下的小粒。

供试品用量，除另有规定外，一般取供试品约 1g。

供试品厚度，应将供试品平铺在扁形称量瓶中，厚度不可超过 5mm，如为疏松物质，厚度不可超过 10mm。

瓶盖的放置，将称量瓶放入烘箱或干燥器中时，应将瓶盖取下，置称量瓶旁或将瓶盖半开进行干燥。取出时须将瓶盖盖好。在每次干燥后应先置干燥器内放冷至室温，然后称定重量。

如供试品未达到规定的干燥温度即融化时，应先将供试品置较低的温度下干燥至大部分水分除去后，再按规定条件干燥。

减压时需注意压力变化，如真空度较高时，干燥器容易爆炸。初次使用新干燥器时，宜用较厚的布包在外部，以防玻璃飞溅而引起伤害。

恒重系指供试品连续2次干燥后的重量差异在0.3mg以下，干燥至恒重的第2次及以后各次的称重均应在规定条件下继续干燥1h后进行。

（七）水分测定法

干燥失重测定法是指测定水分及其他挥发性成分的方法，而水分测定仅仅是测定供试品中的水分。因此，它们之间测定方法、测定条件和要求并不尽相同。

水分测定法是指采用规定的方法对不同性质的中药材及其制剂进行水分含量测定。

1. 测定方法

对于中药水分的测定，《药典》2020年版第四部收载有五种方法：费休氏法、烘干法、减压干燥法、甲苯法、气相色谱法。

第一法：费休氏法。该法分为容量滴定法和库仑滴定法。费休水分测定法于1935年由Karl Fischer提出，1939年Smith作了进一步研究与完善，目前已成为国际上通用的微量水分测定法之一。本法操作简便，特效性高，能准确测定水分并适用于遇热易破坏的药品，对0.01%以下微量水分能准确测定，因而在水分定量法中应用范围最广，但能与碘起反应的，能氧化碘离子，以及能与费休氏试液中某一成分反应生成水的物质，如碱性化合物、含氧弱酸盐，对本测定都有干扰。

（1）容量滴定法

本法是根据碘和二氧化硫在吡啶和甲醇溶液中与水定量反应的原理来测定水分。所用仪器应干燥，并能避免空气中水分的侵入；测定应在干燥处进行。

① 费休氏试液的制备：称取碘（置硫酸干燥器内48h以上）110g，置干燥的具塞锥形瓶（或烧瓶）中，加无水吡啶160ml，注意冷却，振摇至碘全部溶解，加无水甲醇300ml，称定重量，将锥形瓶（或烧瓶）置冰浴中冷却，在避免空气中水分侵入的条件下，通入干燥的二氧化硫至重量增加72g，再加无水甲醇使成1000ml，密塞，摇匀，在暗处放置24h。

也可以使用稳定的市售费休氏试液。市售的费休氏试液可以是不含吡啶的其他碱化试剂，或由不含甲醇的其他伯醇类等制成；也可以是单一的溶液或由两种溶液临用前混合而成。

本试液应遮光，密封，阴凉干燥处保存。临用前应标定滴定度。

② 费休氏试液的标定：精密称取纯化水10~30mg，用水分测定仪直接标定；或精密称取纯化水10~30mg，置干燥的具塞锥形瓶中，除另有规定外，加无水甲醇适量，在避免空气中水分侵入的条件下，用费休氏试液滴定至溶液由浅黄色变为红棕色，或用电化学方法指示终点；另做空白试验，按下式计算：

$$F = \frac{W}{A - B}$$

式中，F 为每 1ml 费休氏试液相当于水的重量，mg；W 为称取纯化水的重量，mg；A 为滴定所消耗费休氏试液的容积，ml；B 为空白所消耗费休氏试液的容积，ml。

③ 测定：精密称取供试品适量（约消耗费休氏试液 1~5ml），除另有规定外，溶剂为无水甲醇，用水分测定仪直接测定。或精密称取供试品适量，置干燥的具塞锥形瓶中，加溶剂适量，在不断振摇（或搅拌）下用费休氏试液滴定至溶液由浅黄色变为红棕色，或用永停滴定法指示终点；另做空白试验，按下式计算：

$$供试品中水分含量（\%） = \frac{(A - B)F}{W} \times 100\%$$

式中，A 为供试品所消耗费休氏试液的体积，ml；B 为空白所消耗费休氏试液的体积，ml；F 为每 1ml 费休氏试液相当于水的重量，mg；W 为供试品的重量，mg。

如供试品吸湿性较强，可称取供试品适量置干燥的容器中，密封（可在干燥的隔离箱中操作），精密称定，用干燥的注射器注入适量无水甲醇或其他适宜溶剂，精密称定总重量，振摇使供试品溶解，测定该溶液水分。洗净并烘干容器，精密称定其重量。同时测定溶剂的水分。按下式计算：

$$供试品中水分含量（\%） = \frac{(W_1 - W_3)C_1 - (W_1 - W_2)C_2}{W_2 - W_3} \times 100\%$$

式中，W_1 为供试品、溶剂和容器的重量，g；W_2 为供试品、容器的重量，g；W_3 为容器的重量，g；C_1 为供试品溶液的水分含量，g/g；C_2 为溶剂的水分含量，g/g。

对热稳定的供试品，亦可将水分测定仪和市售卡氏干燥联用测定水分。即将一定量的供试品在干燥炉或样品瓶中加热，并用干燥气体将蒸发出的水分导入水分测定仪中测定。

（2）库仑滴定法

本法仍以卡尔-费休氏（Karl-Fischer）反应为基础，应用永停滴定法测定水分。与容量滴定法相比，库仑滴定法中滴定剂碘不是从滴定管加入，而是由含有碘离子的阳极电解液电解产生的。一旦所有的水被滴定完全，阳极电解液中就会出现少量过量的碘，使铂电极极化而停止碘的产生。根据法拉第定律，产生碘的量与通过的电量成正比，因此可以通过测量电量总消耗的方法来测定水分总量。本法主要用于测定含微量水分（0.0001%~0.1%）的供试品，特别适用于测定化学惰性物质如烃类、醇类和酯类中的水分。所用仪器应干燥，并能避免空气中水分的侵入；测定操作应在干燥处进行。

在适当的情况下，供试品中的水可以通过与容器连接的烘箱中的热量解吸或释放出来，并借助干燥的惰性气体转移到容器中。因气体转移造成的误差应考虑并进行校正，加热条件也应慎重选择，防止因供试品分解而产生水。

① 费休氏试液：按卡尔-费休氏库仑滴定仪的要求配制或使用市售费休氏试液，无须标定滴定度。

② 测定：于滴定杯中加入适量费休氏试液，先将试液和系统中的水分预滴定除去，然后精密量取供试品适量（含水量约为 0.5~5mg 或仪器建议的使用量），迅速转移至

滴定杯中，或经适宜的无机溶剂溶解后，迅速注入至滴定杯中，以永停滴定法指示终点，从仪器显示屏上直接读取供试品中水分的含量，其中每 1mg 水相当于 10.72 库仑电量。

第二法：烘干法。本法适用于不含或含少量挥发性成分的药品。

测定方法：取供试品 2～5g，如果供试品的直径或长度超过 3mm，在称取前应快速制成直径或长度不超过 3mm 的颗粒或碎片平铺于干燥至恒重的扁形称量瓶中，厚度不超过 5mm，疏松样品不超过 10mm，精密称定，打开瓶盖，在 100～105℃干燥 5h，将瓶盖盖好，移置干燥器中，放冷 30min，精密称定，再用上述温度干燥 1h，放冷，称重，至连续两次称重的差异不超过 5mg 为止。根据减失的重量，计算供试品中含水量（%）。

第三法：减压干燥法。本法适用于含有挥发性成分的贵重药品。

测定方法：先取直径 12cm 左右的培养皿，加入五氧化二磷干燥剂适量，使铺成 0.5～1cm 的厚度，放入直径 30cm 的减压干燥器中。然后取供试品 2～4g，混合均匀。分取 0.5～1g，置已在与供试品相同条件下干燥并称重的称量瓶中。精密称定，打开瓶盖，放入上述减压干燥器中，减压至 2.67kPa（20mmHg）以下持续抽气半小时，室温放置 24 小时。在减压干燥器出口连接新鲜无水氯化钙干燥管，打开活塞，待内外压一致，关闭活塞，打开干燥器，盖上瓶盖，取出称量瓶迅速精密称定重量，计算供试品中含水量（%）。

第四法：甲苯法。本法适用于含挥发性成分的药品。

测定方法：按《药典》第四部甲苯法的装置，取供试品适量（相当于含水量 1～4ml）精密称定，置 500ml 的短颈圆底烧瓶中，加甲苯约 200ml，必要时加入干燥、洁净无釉小瓷片数片或玻璃珠数粒，连接仪器，自冷凝管顶端加入甲苯至充满水分测定管的狭细部分。将 500ml 的短颈圆底烧瓶置电热套中或用其他适宜方法缓缓加热，待甲苯开始沸腾时，调节温度，使每秒馏出 2 滴。待水分完全馏出，即测定管刻度部分的水量不再增加时，将冷凝管内部先用甲苯冲洗，再用饱蘸甲苯的长刷或其他适宜方法，将管壁上附着的甲苯推下，继续蒸馏 5min，放冷至室温，拆卸装置，如有水粘附在水分测定管的管壁上，可用蘸甲苯的铜丝推下，放置，使水分与甲苯完全分离（可加亚甲蓝粉末少量，使水染成蓝色，以便分离观察）。检读水量，并计算供试品中含水量（%）。

第五法：气相色谱法。该方法具有简便、快速、灵敏、准确的特点，且不受样品组分和环境湿度的影响，可适用于各类型中药制剂中微量水分的精密测定。

色谱条件与系统适用性试验：用直径为 0.18～0.25mm 的二乙烯苯-乙基乙烯苯型高分子多孔小球作为载体，柱温为 140～150℃，热导检测器检测。注入无水乙醇，用气相色谱法测定，应符合下列条件要求：

理论塔板数按水峰计算应大于 1000，理论塔板数按乙醇峰计算应大于 150；

水和乙醇两峰的分离度应大于 2；

将无水乙醇进样 5 次，水峰面积的相对标准偏差不得大于 3.0%。

对照溶液的制备：取纯化水约 0.2g，精密称定，置 25ml 量瓶中，加无水乙醇至刻度，摇匀，即得。

供试品溶液的制备：取供试品适量（含水量约 0.2g），粉碎或研细，精密称定，置具塞锥形瓶中，精密加入无水乙醇 50ml，密塞，混匀，超声处理 20min，放置 12h，再超声处理 20min，密塞放置，待澄清后取上清液，即得。

测定：取无水乙醇、对照溶液及供试品溶液各 1～5μl，注入气相色谱仪，测定，即得。

2. 注意事项

测定用的供试品，一般先破碎成直径不超过 3mm 的颗粒或碎片（破碎时不得使用高速粉碎机）。直径和长度在 3mm 以下者可不破碎。如使用减压干燥法需先经二号筛。

甲苯法中，为减少因甲苯与微量水混溶引起水分测定结果偏低，在测定前，甲苯需先加少量水，充分振摇使达饱和后放置，将水层分离弃去，经蒸馏后方可使用。

进行减压干燥时，减压操作宜逐渐进行，不可骤然大幅度减压。

采用气相色谱法时需注意：无水乙醇含水量约 3%，对照溶液与供试品溶液的配制需用同一批号试剂。无水乙醇中的含水量需要扣除。含水量的计算采用外标法。但无水乙醇作为溶剂，其含水量扣除方法如下：

对照溶液中实际加入的水的峰面积＝对照溶液中总水峰面积－K×对照溶液中乙醇峰面积

供试品溶液中水的峰面积＝供试品溶液中总水峰面积－K×供试品溶液中乙醇峰面积

$$K = \frac{无水乙醇中水峰面积}{无水乙醇中乙醇峰面积}$$

（八）炽灼残渣检查法

中药多由有机化合物组成，有机物经炽灼炭化，再加硫酸湿润，加热使硫酸蒸气除尽后，于高温（700～800℃）炽灼至完全灰化，使有机质破坏分解变为挥发性物质逸出，残留的非挥发性无机杂质（多为金属的氧化物或无机盐类）成为硫酸盐，称为炽灼残渣。

1. 检查方法

取供试品 1.0～2.0g 或各品种项下规定的重量，置已炽灼至恒重的坩埚（如供试品分子结构中含有碱金属或氟元素，则应该使用铂坩埚）中，精密称定，缓缓炽灼至完全炭化，放冷至室温；除另有规定外，加硫酸 0.5～1ml 使湿润，低温加热至硫酸蒸气除尽后，用 700～800℃炽灼使完全灰化，移置干燥器内，放冷，精密称定后，再用 700～800℃炽灼至恒重，即可。如需将残渣留作重金属检查，则炽灼温度必须控制在 500～600℃。

2. 注意事项

取样量可根据炽灼残渣限量来决定，取样量过多，炭化及灰化时间长，取样量少，炽灼残渣少，称量误差大。所以一般如限量为 0.1% 者取样约 1g，若为 0.05% 取样约 2g，在 1% 以上者取样可在 1g 以下，如遇贵重药品或供试品数量不足时，取样量也可酌情减少。由于炽灼残渣限量一般在 0.1%～0.2%，所以取样量一般为 1～2g。

加热时，必须小心地先用小火加热，以免供试品溅出坩埚外，切不可直接大火加热坩埚底部，否则供试品全部受热引起暴沸或燃烧。

如需将残渣留作重金属检查，则炽灼温度必须控制在 500～600℃。

具有挥发性的无机成分中药受热挥发或分解，残留非挥发性杂质，也可用炽灼残渣法检查。如中药轻粉来源主要为水银、胆矾、食盐升华而制成的氯化亚汞结晶，具有挥发性。

（九）灰分测定法

中药经粉碎后加热，高温炽灼至灰化，则其细胞组织及其内含物成为灰烬而残留，由此所得灰分为"生理灰分"，即总灰分。同一种中药材，在无外来掺杂物（泥土、砂石等杂质）时，一般都有一定的总灰分含量范围。规定中药的总灰分限度，对于保证中药的品质和洁净程度，有一定的意义。如在《药典》2020 年版中规定总灰分限量，红花不得超过 15.0%，黄连不得超过 5.0%，黄芪不得超过 5.0%，升麻不得超过 8.0%。

中药经高温炽灼得到的总灰分加盐酸处理，得到不溶于盐酸的灰分，称为酸不溶性灰分。由于在酸中钙盐等无机物可溶而泥土、砂石等（主要含硅酸盐等成分）不溶解，因此酸不溶性灰分的测定对于那些生理灰分本身差异较大，特别是在组织中含有草酸钙较多的中药，能更准确表明其中泥土砂石等杂质的掺杂含量。如大黄的总灰分，由于生长条件不同，总灰分在 8%～20%。在这种情况下，总灰分的测定就不能说明是否有外来无机杂质的存在，而需测定其酸不溶性灰分。《药典》规定，当归总灰分不得超过 7.0%，酸不溶性灰分不得超过 2.0%；桑叶总灰分不得超过 13.0%，酸不溶性灰分不得超过 4.5%；安宫牛黄丸酸不溶性灰分不得超过 1.0%。

1. 检查方法

（1）总灰分测定法　称取供试品 2～3g（如需测定酸不溶性灰分，可取供试品 3～5g），置炽灼至恒重的坩埚中，称定重量（准确至 0.01g），缓缓炽热，注意避免燃烧，至完全炭化时，逐渐升高温度至 500～600℃，使完全灰化并至恒重，根据残渣重量，计算供试品中总灰分的含量（%）。

（2）酸不溶性灰分测定法　供试品先按总灰分测定方法测定其总灰分，然后取所得的灰分，在坩埚中加入稀盐酸约 10ml，用表面皿覆盖坩埚，置水浴上加热 10min，表面皿用热水 5ml 冲洗，洗液并入坩埚中，用无灰滤纸滤过，坩埚内的残渣用水洗于滤纸上，并洗涤至洗液不显氯化物反应为止。滤渣连同滤纸移至同一坩埚中，干燥，炽灼至恒重。根据残渣重量，计算供试品中酸不溶性灰分的含量（%）。

2. 注意事项

测定前先将供试品称取适量粉碎，使其能通过 2 号筛，混合均匀。

如供试品不易灰化，可将坩埚放冷，加热水或 10% 硝酸铵溶液 2ml，使残渣湿润，然后置水浴上蒸干，得到的残渣再按上面所说的方法炽灼至坩埚内容物完全灰化。

三、中药农残检查

有相当数量中药材来自人工栽培，为提高药材产量，减少昆虫、真菌和病毒的危害，在生产过程中常需喷洒农药。此外，土壤中残留的农药也可能被引入药材中，致使中药材中农药残留问题较为严重，而农药对人体危害极大，故控制中药材及其制剂中农药残留量已成为必然。

常用农药按其化学结构可分为：

① 有机氯类，如艾氏剂、六六六（BHC）、滴滴涕（DDT）、氯丹、狄氏剂、异狄氏剂、七氯。

② 有机磷类，如对硫磷、甲基对硫磷、乐果、氧化乐果、甲胺磷、敌敌畏、乙硫磷、马拉硫磷。

③ 苯氧羧酸类除草剂，如 2,4-D；2,4,5-T。

④ 氨基甲酸酯类，如西维因（甲萘威）。

⑤ 二硫代氨基甲酸酯类，如福美铁、代森锰、代森钠、福美双、代森锌、福美锌。

⑥ 无机农药，如磷化铝、砷酸钙、砷酸铅。

⑦ 植物性农药，如烟叶和尼古丁、除虫菊花提取物和除虫菊酯（合成除虫菊酯）、毒鱼藤根和鱼藤酮。

⑧ 其他，溴螨酯、二溴乙烷、环氧乙烷、溴甲烷。

只有含氯的碳氢化合物及有关的农药（艾氏剂、BHC、氯丹、狄氏剂、DDT）和少数的有机磷农药（如三硫磷）是长期残留的，其他农药大多数残留期较短，因此在接触农药时间长短未知的情况下，应当测定有机氯和有机磷。按照 2020 年版《药典》，采用色谱法测定中药材、饮片及制剂中有机氯类和有机磷类农药的残留量。

（一）供试品的制备

1. 残留农药的提取

根据样品类型和农药种类来决定采用的提取方法和溶剂体系。在农药残留分析中最广泛使用的提取溶剂有乙腈、丙酮、苯、氯仿、二氯甲烷、醋酸乙酯、乙醇、正己烷、甲醇或它们的混合剂。分析有机氯类农药常用正己烷（或石油醚）、乙腈、丙酮、苯等，混合溶剂常用正己烷（或石油醚）-丙酮、乙腈-水等。有机磷类农药包括的种类很多，极性差异很大，很难用一种溶剂将所有的有机磷农药提取完全，一般应根据有机磷农药的极性采用相应极性的溶剂进行提取。乙腈和丙酮是各类型农药最常用的提取溶剂。乙腈的优点是很多亲脂性化合物如脂肪、蜡质物等不被萃取，但由于乙腈的价格较贵，有毒性，现已基本被丙酮代替。丙酮之所以被广泛用作萃取剂，是由于丙酮既能萃取极性物质也能萃取非极性物，另外，它还具有低毒、容易提取和过滤、价格较低等优点。

最常用的提取方法有索氏提取法和振荡提取法。超声波振荡提取是常用的手段，也有将被测样品与萃取剂置于组织粉碎机中高速搅拌，以达到萃取完全的目的。

2. 样品纯化

最常用的净化步骤是液-液分配（LLP）后经过柱色谱分离。LLP常用的溶剂体系有二氯甲烷-丙酮/水、二氯甲烷-甲醇/水、乙腈-石油醚、乙腈-石油醚/水、二氯甲烷-乙腈/水等。柱色谱常用的吸附剂有弗罗里硅土（Florisil）、Celite-Nuchar、硅胶和氧化铝，活性炭对植物色素有很强的吸附作用，因此中药材中大量叶绿素的去除常以活性炭作吸附剂。对于有机氯农药的净化还常用到磺化法，即利用脂肪、蜡质等杂质与浓硫酸的磺化作用，生成极性很大的物质而与农药进行分离，在提取液中直接加入 1/10 量的浓硫酸在分液漏斗中进行磺化处理。加浓硫酸次数视提取液中含杂质多少而定，一般 1～3 次。磺化后再加 2％硫酸钠水溶液，用量为提取液的 3～6 倍，振摇 10 多次，洗去提取液中残余硫酸，然后即可定容检测。磺化法对易分解或发生反应的有机磷、氨基甲酸酯类农药则不能使用。

（二）检测方法

农药残留量的测定以色谱分离方法为主，样品采用适当的溶剂进行提取，杂质用分配法或吸附法除去，多种农药可以一次性测定。在测定时需注意以下问题：

① 收集样品后应尽快地进行分析，以免发生物理或化学的变化。如果需要长期保存，样品应置于密闭容器内冷藏，也可以进行提取，除去溶剂。浸出物应在阴凉处保存。

② 光线可使许多农药降解，因此样品及其浸出物应避免曝光。

③ 容器和包装材料应不干扰样品或导致错误的分析结果。

④ 溶剂和试剂应不含有能干扰化学反应、改变分析结果或促使农药降解的物质。通常必须使用特殊精制的溶剂或在全玻璃器皿中新鲜蒸馏的溶剂，并按规定的方法做空白试验。

⑤ 应使用最简单快速的方法净化样品，以便在样品多的情况下节省时间。

⑥ 规定的方法如有修改，应由测定者在报告中详细说明并提出理由和数据。

⑦ 溶液的浓缩，特别是溶剂蒸发到最后几滴时要加倍小心，以防止农药残留量的损失。因此最好是不要除去最后的那一点溶剂，可以加矿物油或其他低挥发性的油以延缓农药的挥发，但这种措施只适用于比色分析而不适用于气相色谱，受热易发生变化的化合物应使用旋转式真空干燥器蒸发溶剂。

（三）有机氯类农药残留量测定法（色谱法）

1. 9 种有机氯类农药残留量测定法

① 9 种有机氯类农药：六六六（BHC）（α-BHC，β-BHC，γ-BHC，δ-BHC）、滴滴涕（DDT）（p,p'-DDE；p,p'-DDD；o,p'-DDT；p,p'-DDT）及五氯硝基苯（PCNB）。

② 色谱条件与系统适用性试验：以（14％氧丙基-苯基）甲基聚硅氧烷或（5％苯基）甲基聚硅氧烷为固定液的弹性石英毛细管柱（30m×0.32mm×0.25μm），^{63}Ni-ECD 电子捕获检测器。进样口温度 230℃，检测器温度 300℃，不分流进样。程序升温，初始 100℃，每分钟 10℃升至 220℃，每分钟 8℃升至 250℃，保持 10min。理论塔板数按 α-BHC 峰计算应不低于 $1×10^6$，两个相邻色谱峰的分离度应大于 1.5。

③ 对照品贮备溶液的制备：精密称取 9 种有机氯类农药，用石油醚（60～90℃）分别制成每 1ml 含 4～5μg 的溶液，即得。

④ 混合对照品贮备溶液的制备：精密量取上述各对照品贮备液 0.5ml，置 10ml 量瓶中，用石油醚（60～90℃）稀释至刻度，摇匀，即得。

⑤ 混合对照品溶液的制备：精密量取上述混合对照品贮备液，用石油醚（60～90℃）制成每 1L 分别含 0μg、1μg、5μg、10μg、50μg、100μg、250μg 的溶液，即得。

⑥ 供试品溶液的制备：取药材或饮片供试品，粉碎成粉末（过三号筛），取约 2g，精密称定，置 100ml 具塞锥形瓶中，加水 20ml 浸泡过夜，精密加丙酮 40ml，称定重量，超声处理 30min，放冷，再称定重量，用丙酮补足减失的重量，再加氯化钠约 6g，精密加二氯甲烷 30ml，称定重量，超声 15min，再称定重量，用二氯甲烷补足减失的重量，静置（使分层），将有机相迅速移入装有适量无水硫酸钠的 100ml 具塞锥形瓶中，放置 4h。精密量取 35ml，于 40℃水浴上减压浓缩至近干，加少量石油醚（60～90℃）如前反复操作至二氯甲烷及丙酮除净，用石油醚（60～90℃）溶解并转移至 10ml 具塞刻度离心管中，加石油醚（60～90℃）精密稀释至 5ml，小心加入硫酸 1ml，振摇 1min，离心（3000r/min）10min，精密量取上清液 2ml，置具刻度的浓缩瓶中，连接旋转蒸发器，40℃下（或用氮气）将溶液浓缩至适量，精密稀释至 1ml，即得。

⑦ 制剂：取供试品，研成细粉（蜜丸切碎，液体直接量取），精密称取适量（相当于药材 2g），以下按上述供试品溶液制备法制备，即得供试品溶液。

⑧ 测定：分别精密吸取供试品溶液和与之相对应浓度的混合对照品溶液各 1μl，注入气相色谱仪，按外标法计算供试品中 9 种有机氯农药残留量。

2. 22 种有机氯类农药残留量测定法

① 22 种有机氯类农药：六氯苯、α-六六六、五氯硝基苯、γ-六六六、β-六六六、七氯、δ-六六六、艾试剂、氧化氯丹、顺式环氧七氯、反式环氧七氯、反式氯丹、顺式氯丹、α-硫丹、p,p'-滴滴伊、狄氏剂、异狄氏剂、o,p'-滴滴涕、p,p'-滴滴滴、β-硫丹、p,p'-滴滴涕、硫丹硫酸盐。

② 色谱条件及系统适用性试验：分析柱，以 50%苯基-50%二甲基聚硅氧烷为固定液的弹性石英毛细管柱（30m×0.25mm×0.25μm）；验证柱，以 100%二甲基聚硅氧烷为固定液的弹性石英毛细管柱（30m×0.25mm×0.25μm）；^{63}Ni-ECD 电子捕获检测器。进样口温度 240℃，检测器温度 300℃，不分流进样，流速为恒压模式（初始流速为 1.3ml/min）。程序升温：初始 70℃，保持 1min，每分钟 10℃升至 180℃，保持 5min，再以每分钟 5℃升至 220℃，最后以每分钟 100℃升至 280℃，保持 8min。理论塔板数按 α-BHC 计算应不低于 $1×10^6$，两个相邻色谱峰的分离度应大于 1.5。

③ 对照品贮备溶液的制备：精密称取 22 种有机氯类农药对照品适量，用异辛烷分别制得。

④ 混合对照品贮备溶液的制备：精密量取上述对照品贮备溶液各 1ml，置 100ml 量瓶中，用异辛烷稀释至刻度，摇匀，即得。

⑤ 混合对照品溶液的制备：分别精密量取上述混合对照品贮备溶液，用异辛烷制成 1L 分别含 10μg、20μg、50μg、100μg、200μg、500μg 的溶液，即得（其中 β-六六六、异狄氏剂、p,p'-滴滴滴、o,p'-滴滴涕每 1L 分别含 20μg、40μg、100μg、200μg、400μg、1000μg）。

⑥ 供试品溶液的制备：取供试品，粉碎成粉末（过三号筛），取约 1.5g，精密称定，置于 50ml 聚苯乙烯具塞离心管中，加入水 10ml，混匀，放置 2h，精密加入乙腈 15ml，剧烈振摇提取 1min，再加入预先称好的无水硫酸镁 4g 与氯化钠 1g 的混合粉末，再次剧烈振摇 1min 后，离心（4000r/min）1min。精密吸取上清液 10ml，40℃减压浓

缩至近干，用环己烷-乙酸乙酯（1∶1）混合溶液分次转移至 10ml 量瓶中，加环己烷-乙酸乙酯（1∶1）混合溶液至刻度，摇匀，转移至预先加入 1g 无水硫酸钠的离心管中，振摇，放置 1h，离心（必要时滤过），取上清液 5ml 过凝胶渗透色谱柱［400mm×25mm，内装 BIO-Beads S-X3 填料；以环己烷-乙酸乙酯（1∶1）混合溶液为流动相；流速为每分钟 5.0ml］净化，收集 18～30min 的洗脱液，于 40℃ 水浴减压浓缩至近干，加少量正己烷替换两次，加正己烷 1ml 使溶解，转移至弗罗里硅土固相萃取小柱［1000mg/6ml，用正己烷-丙酮（95∶5）混合溶液 10ml 和正己烷 10ml 预洗］上，残渣用正己烷洗涤 3 次，每次 1ml，洗液转移至同一弗罗里硅土固相萃取小柱上，再用正己烷-丙酮（95∶5）混合溶液 10ml 洗脱，收集全部洗脱液，置氮吹仪上吹至近干，加异辛烷定容至 1ml，涡旋使溶解，即得。

⑦ 测定：分别精密吸取供试品溶液和混合对照品溶液各 1μl，注入气相色谱仪，按外标标准曲线法计算供试品中 22 种有机氯农药残留量。

注：

a. 当供试品中有农药检出时，可在验证柱中确认检出的结果，再进行定量。必要时，可对检出的结果用气相色谱-串联质谱法进行确证。

b. 加样回收率应为 70％～120％。

（四）有机磷类农药残留量测定法（气相色谱法）

① 12 种有机磷类农药：对硫磷、甲基对硫磷、乐果、氧化乐果、甲胺磷、久效磷、二嗪磷、乙硫磷、马拉硫磷、杀扑磷、敌敌畏、乙酰甲胺磷。

② 色谱条件与系统适用性试验：以 50％苯基-50％二甲基聚硅氧烷或（5％苯基）甲基聚硅氧烷为固定液的弹性石英毛细管柱（30m×0.25mm×0.25μm），氮磷检测器（NPD）或火焰光度检测器（FPD）。进样口温度 220℃，检测器温度 300℃，不分流进样。程序升温：初始 120℃，每分钟 10℃升至 200℃，每分钟 5℃升至 240℃，保持 2min，每分钟 20℃升至 270℃，保持 0.5min。理论塔板数按敌敌畏峰计算应不低于 6000，两个相邻色谱峰的分离度应大于 1.5。

③ 对照品贮备溶液的制备：精密称取有机磷类农药对照品适量，用乙酸乙酯分别制成每 1ml 约含 100μg 的溶液，即得。

④ 混合对照品贮备溶液的制备：分别精密量取上述各对照品贮备溶液 1ml，置 20ml 棕色量瓶中，加乙酸乙酯稀释至刻度，摇匀，即得。

⑤ 混合对照品溶液的制备：精密量取上述混合对照品贮备溶液，用乙酸乙酯制成每 1ml 含 0.1μg、0.5μg、1μg、2μg、5μg 的浓度系列，即得。

⑥ 供试品溶液的制备：药材或饮片，取供试品，粉碎成粉末（过三号筛），取约 5g，精密称定，加无水硫酸钠 5g，加入乙酸乙酯 50～100ml，冰浴超声处理 3min，放置，取上层液滤过，药渣加入乙酸乙酯 30～50ml，冰浴超声处理 2min，放置，滤过，合并两次滤液，用少量乙酸乙酯洗涤滤纸及残渣，与上述滤液合并。取滤液于 40℃ 以下减压浓缩至近干，用乙酸乙酯转移至 5ml 量瓶中，并稀释至刻度；精密吸取上述溶液 1ml，置石墨化炭小柱（250mg/3ml 用乙酸乙酯 5ml 预洗）上，用正己烷-乙酸乙酯（1∶1）混合溶液 5ml 洗脱，收集洗脱液，置氮吹仪上浓缩至近干，加乙酸乙酯定容至 1ml，涡旋使溶解，即得。

⑦ 测定：分别精密吸取供试品溶液和与之相对应浓度的混合对照品溶液各 1μl，注入气相色谱仪，按外标法计算供试品中 12 种有机磷农药残留量。

四、中药黄曲霉毒素的检查

黄曲霉毒素（aflatoxin，AF）是黄曲霉和寄生曲霉的代谢产物，具有极强的毒性和致癌性，能引起多种动物发生癌症，主要诱发肝癌。实验证明，黄曲霉毒素 B_1 在动物体内转变成两种主要代谢产物——黄曲霉毒素 M_1 和黄曲霉毒素 Q。前者的毒性和致癌性与黄曲霉毒素 B_1 相似。当动物摄入黄曲霉毒素 B_1 后，经过代谢所产生的黄曲霉毒素 M_1 从尿和乳汁中排出，部分存留肌肉中。因此，为了保证用药安全，应该对中药及其制剂中的黄曲霉毒素的含量进行控制。

黄曲霉毒素是一类结构相似的化合物，其基本结构都有二呋喃和香豆素（氧杂萘邻酮）。在紫外线照射下，都能发出荧光，根据荧光颜色、R_f 值及结构等不同，分别命名为黄曲霉毒素 B_1、黄曲霉毒素 B_2、黄曲霉毒素 G_1、黄曲霉毒素 G_2、黄曲霉毒素 M_1、黄曲霉毒素 M_2、黄曲霉毒素 P_1、黄曲霉毒素 Q 等。目前，已明确结构的共有 10 多种，并认为其毒性、致癌性与结构有关，最重要的 6 种毒素结构如下：

黄曲霉属中温、中湿型真菌，最适宜生长温度为 $25\sim37℃$，相对湿度为 $80\%\sim90\%$。黄曲霉毒素污染食品和中药，以黄曲霉毒素 B_1 最多，主要污染地区为我国南方高温、高湿地区。黄曲霉毒素耐热，一般在制药加工的温度下很少被破坏，在 280℃ 时发生裂解。低浓度黄曲霉毒素 B_1 易受紫外线破坏，遇氧化性物质（如次氯酸钠、过氧化氢、高锰酸钾）和氢氧化钠、氨水等均可被破坏。

黄曲霉毒素在水中溶解度低，如黄曲霉毒素 B_1 在水中最大溶解度为 10×10^{-6}，易溶于油及一些有机溶剂，如氯仿、丙酮、甲醇等，但不溶于乙醚、石油醚和己烷。

根据《药典》2020 年版，黄曲霉毒素的测定方法有液相色谱法、液相色谱-串联质谱法、酶联免疫法。测定药材、饮片以及中药制剂中的黄曲霉毒素（以黄曲霉毒素 B_1、黄曲霉毒素 B_2、黄曲霉毒素 G_1 和黄曲霉毒素 G_2 总量计）。

（一）液相色谱法

① 色谱条件与系统适用性试验：以十八烷基硅烷键合硅胶为填充剂；以甲醇-乙腈-水（40∶18∶42）为流动相；采用柱后衍生法检测。a. 碘衍生法：衍生溶液为 0.05％ 的碘溶液（取碘 0.5g，加入甲醇 100ml 使溶解，用水稀释至 1000ml 制成），衍生化泵流速每分钟 0.3ml，衍生化温度 70℃；b. 光化学衍生法：光化学衍生器（254nm）；以荧光检测器检测，激发波长 $\lambda_{ex}=360nm$（或 365m），发射波长 $\lambda_{em}=450nm$。两个相邻色谱峰的分离度应大于 1.5。

② 混合对照品溶液的制备：精密量取黄曲霉毒素混合对照品溶液（黄曲霉毒素 B_1、黄曲霉毒素 B_2、黄曲霉毒素 G_1 和黄曲霉毒素 G_2 标示浓度分别为 1.0μg/ml、0.3μg/ml、1.0μg/ml、0.3μg/ml）0.5ml，置 10ml 量瓶中，用甲醇稀释至刻度，作为贮备溶液。精密量取贮备溶液 1ml，置 25ml 量瓶中，用甲醇稀释至刻度，即得。

③ 供试品溶液的制备：取供试品粉末约 15g（过二号筛），精密称定，置于均质瓶中，加入氯化钠 3g，精密加入 70％甲醇溶液 75ml，高速搅拌 2min（搅拌速度大于 11000r/min），离心 5min（离心速度 4000r/min），精密量取上清液 15ml，置 50ml 量瓶中，用水稀释至刻度，摇匀，离心 10min（离心速度 4000r/min），精密量取上清液 20ml，通过免疫亲和柱，流速每分钟 3ml，用水 20ml 洗脱（必要时可以先用淋洗缓冲液 10ml 洗脱，再用水 10ml 洗脱），弃去洗脱液，使空气进入柱子，将水挤出柱子，再用适量甲醇洗脱，收集洗脱液，置 2ml 量瓶中，加甲醇稀释至刻度，摇匀，用微孔滤膜（0.22μm）滤过，取续滤液，即得。

④ 测定：分别精密吸取上述混合对照品溶液 5μl、10μl、15μl、20μl、25μl，注入液相色谱仪，测定峰面积，以峰面积为纵坐标，进样量为横坐标，绘制标准曲线。另精密吸取上述供试品溶液 20~50μl，注入液相色谱仪，测定峰面积，从标准曲线上读出供试品中相当于黄曲霉毒素 B_1、黄曲霉毒素 B_2、黄曲霉毒素 G_1 和黄曲霉毒素 G_2 的量，计算，即得。

注：

a. 淋洗缓冲液的制备：称取 8.0g 氯化钠、1.2g 磷酸氢二钠、0.2g 磷酸二氢钾、0.2g 氯化钾，加水 990ml 使溶解，用盐酸调节 pH 值至 7.0，加水稀释至 1000ml，即可。

b. 黄曲霉毒素 B_1、黄曲霉毒素 G_1 检出限应为 0.5μg/kg，定量限应为 1μg/kg；黄曲霉毒素 B_2、黄曲霉毒素 G_2 检出限应为 0.2μg/kg，定量限应为 0.4μg/kg。

（二）液相色谱-串联质谱法

① 色谱、质谱条件与系统适用性试验：以十八烷基硅烷键合硅胶为填充剂；以 10mmol/L 醋酸铵溶液为流动相 A，以甲醇为流动相 B；柱温 25℃；流速每分钟 0.3ml；按表 3-1 中的规定进行梯度洗脱。

表 3-1　洗脱条件

时间/min	流动相 A/%	流动相 B/%
0～4.5	65→15	35→85
4.5～6	15→0	85→100
6～6.5	0→65	100→35
6.5～10	65	35

以三重四极杆串联质谱仪检测；电喷雾离子源（ESI），采集模式为正离子模式；各化合物监测离子对和碰撞电压（CE）见表 3-2。

表 3-2　黄曲霉毒素 B_1、黄曲霉毒素 B_2、黄曲霉毒素 G_1、黄曲霉毒素 G_2
对照品的监测离子对、碰撞电压（CE）参考值

编号	中文名	英文名	母离子	子离子	CE/V	检出限/(μg/kg)	定量限/(μg/kg)
1	黄曲霉毒素 G_2	aflatoxin G_2	331.1	313.1	33	0.1	0.3
			331.1	245.1	40		
2	黄曲霉毒素 G_1	aflatoxin G_1	329.1	243.1	35	0.1	0.3
			329.1	311.1	30		
3	黄曲霉毒素 B_2	aflatoxin B_2	315.1	259.1	35	0.1	0.3
			315.1	287.1	40		
4	黄曲霉毒素 B_1	aflatoxin B_1	313.1	241.0	50	0.1	0.3
			313.1	285.1	40		

② 系列混合对照品溶液的制备：精密量取黄曲霉毒素混合对照品溶液（黄曲霉毒素 B_1、黄曲霉毒素 B_2、黄曲霉毒素 G_1 和黄曲霉毒素 G_2 的标示浓度分别为 1.0μg/ml、0.3μg/ml、1.0μg/ml、0.3μg/ml）适量，用 70% 甲醇稀释成含黄曲霉毒素 B_2、黄曲霉毒素 G_2 浓度为 0.04～3μg/ml，含黄曲霉毒素 B_1、黄曲霉毒素 G_1 浓度为 0.12～10μg/ml 的系列对照品溶液，即得（必要时可根据样品实际情况，制备系列基质对照品溶液）。

③ 供试品溶液的制备：同液相色谱法。

④ 测定：精密吸取上述系列对照品溶液各 5μl，注入高效液相色谱-质谱仪，测定峰面积，以峰面积为纵坐标，进样浓度为横坐标，绘制标准曲线。另精密吸取上述供试品溶液 5μl，注入高效液相色谱-串联质谱仪，测定峰面积，从标准曲线上读出供试品中相当于黄曲霉毒素 B_1、黄曲霉毒素 B_2、黄曲霉毒素 G_1 和黄曲霉毒素 G_2 的浓度，计算，即得。

（三）酶联免疫法

1. 试剂

① 抗体：采用常规制备方法分别筛选黄曲霉毒素 B_1 和总量特异性单克隆抗体。

② 酶标抗原：采用常规碳二亚胺法或其他适宜方法将黄曲霉毒素 B_1 衍生物与辣根过氧化物酶反应即得。

③ 磷酸盐缓冲液：称取磷酸二氢钾 0.2g、十二水合磷酸氢二钠 2.9g、氯化钠 8.0g、氯化钾 0.2g，加水溶解并稀释至 1000ml。

④ 酶标抗原稀释液：在磷酸盐缓冲液中加入 8mg 牛血清白蛋白，即得。

⑤ 洗涤工作液：在磷酸盐缓冲液中加入 0.5ml 吐温-20，即得。

⑥ 底物缓冲液：称取柠檬酸 21.0g，加水溶解并稀释至 1000ml，作为甲液；称取十二水合磷酸氢二钠 28.4g，加水溶解并稀释至 1000ml，作为乙液；量取甲液 24.3ml，乙液 25.7ml，加水稀释至 100ml。

⑦ 底物显色液：称取四甲基联苯胺 10mg 溶于 1ml 二甲基甲酰胺，量取 5μl，加入底物缓冲液 10ml、30% 过氧化氢 10μl，混匀即得。

⑧ 终止液：量取 108.7ml 浓硫酸，缓慢加入水中，冷却至室温后，加水稀释至 1000ml。

2. 标准品溶液的制备

精密量取黄曲霉毒素 B_1 标准品溶液，用磷酸盐缓冲液稀释成每 1L 含 0μg、0.05μg、0.15μg、0.45μg、1.35μg（测定黄曲霉毒素 B_1）或 0μg、0.025μg、0.075μg、0.225μg、0.675μg（测定黄曲霉毒素总量）的系列标准品溶液，即得。

3. 供试品溶液的制备

称取供试品粉末约 2.0g 至 50ml 离心管中，加入 20ml 甲醇，振荡 5min，室温（20～25℃）下以每分钟 3000 转离心 5min，取 2ml 上清液至 10ml 干净离心管中，于 50～60℃ 水浴氮气流下吹干，加入 2ml 去离子水涡动 30s，再加入 6ml 三氯甲烷振荡 2min，室温下每分钟 3000 转离心 5min，取下层三氯甲烷液 3ml 至 10ml 离心管中，置氮吹仪上于 50～60℃ 水浴浓缩至干，加入 1ml 正己烷涡旋 30s，再加入 2ml 磷酸盐缓冲液涡旋 1min，室温下以每分钟 3000 转离心 5min，取下层液，即得。

4. 测定

黄曲霉毒素 B_1 和黄曲霉毒素总量的测定：分别采用合适浓度的抗体包被微孔板孔，经封闭、干燥等处理后加入系列标准品溶液，再加入经酶标抗原稀释液稀释至合适工作浓度的酶标抗原，混匀，于 25℃ 反应 45min，用洗涤工作液洗涤，每孔加入底物显色液 100μl，于 25℃ 反应 15min，每孔加入终止液 50μl，采用酶标仪于 450nm 处，参比波长 630nm，测定每孔吸光度值，按下式计算百分吸光率：

$$百分吸光率（\%）=\frac{B}{B_0}\times100\%$$

式中，B 为标准品溶液的吸光度值；B_0 为 0μg/L 标准品溶液的吸光度值。

以黄曲霉毒素 B_1 标准品溶液浓度的对数值（lgC）为横坐标，标准品溶液的百分吸光率为纵坐标，分别绘制黄曲霉毒素 B_1 和黄曲霉毒素总量的标准曲线。另精密吸取上述供试品溶液，按上述方法测定吸光度值并计算百分吸光率，从标准曲线上分别读出供试品中所含的黄曲霉毒素 B_1 和黄曲霉毒素总量的浓度，计算，即得。

注：

a. 测定前，可选择阴性样本进行加样回收试验，样本回收率应在 60%～120%。

b. 线性回归的相关系数应不低于 0.990。

c. 供试品溶液百分吸光率超出标准曲线范围时，须对已制备好的供试品溶液进行稀释，使其百分吸光率落入曲线范围后再检测。

d. 当测定结果超出限度时，采用液相色谱-串联质谱法进行确认。

五、中药卫生学检查

中药制剂由于原料质量、生产工艺、仪器条件等原因，有时会出现成品霉变、染菌及虫蛀等情况，严重影响药品的质量，往往造成大量药品报废，甚至危害人体的健康。为了确保中成药的质量，根据《药典》《药品卫生检查方法》等建立了某些项目的卫生学检查方法和判定标准。规定对无菌制剂应依法进行无菌检查，静脉滴注用注射剂应进行无菌、热原及细菌内毒素检查，各种非规定灭菌制剂应进行微生物限度检查，并应符合标准规定。详见《药典》2020 年版。

（一）微生物限度检查法

① 微生物是广泛分布在自然界中的一群种类繁多、肉眼看不见、必须借助光学显微镜或电子显微镜放大数百倍、数千倍，甚至数万倍才能见到的微小生物。按其大小、结构和组成分为原核细胞型微生物、非细胞型微生物、真核细胞型微生物。

② 微生物限度检查法：是检查非规定灭菌制剂及其原料、辅料受到微生物污染程度的一种检查方法。检查项目包括细菌数、霉菌数、酵母菌总数和控制菌的检查。

③ 检查依据：应按《药典》《药品卫生检查方法》及染菌限度检验原则等执行。

④ 检查方法：《药典》采用薄膜过滤法和平皿法，对细菌、霉菌及酵母菌计数检查；控制菌检查包括大肠埃希菌、大肠菌群、铜绿假单胞菌、沙门菌、金黄色葡萄球菌及梭菌的检查，应按各自适宜的检查方法进行。并且同时进行检查方法的验证及结果判断。

⑤ 微生物限度标准：除另有规定外，其微生物限度均以现行《药典》标准为依据，制剂通则（附录Ⅰ）、品种项下要求无菌的制剂及标示无菌的制剂应符合无菌检查法规定。例如，不含药物原粉的口服给药制剂要求：①需氧菌数，每 1g 不得超过 1000 个；每 1ml 不得超过 100 个；②霉菌和酵母菌总数，每 1g 或 1ml 不得超过 100 个；③大肠埃希菌，每 1g 或 1ml 不得检出。

（二）热原检查法

本法是指将一定剂量供试品，静脉注入家兔体内，在规定时间内，观察家兔体温升高的情况，以判定供试品所含热原的限量是否符合规定。

热原是指药品中含有的能引起体温升高的杂质。热原是广泛存在的，如器皿、管道、水、灰尘中都可能携带热原。当含有热原的注射液注入人体后，能引起发冷、寒战、发热，严重时甚至可能出现昏迷、休克、死亡。因此除在注射剂的生产工艺中必须要有除去热原的措施外，对成品也需进行热原的检查。《药典》规定，供静脉滴注用的注射剂以及容易感染热原的品种，都需检查热原。

《药典》采用"家兔法"检查热原，供试验用的家兔必须符合有关的要求并按规定做好实验前的准备。检查时，取适用的家兔 3 只，测定其正常体温后 15min 内，自耳静脉缓缓注入规定剂量并温热至约38℃的供试品溶液,然后每隔30min测量其体温1次,共测6次,以6次中最高的一次体温减去正常体温,即为该家兔体温的升高温度（℃）。如3只家兔中有1只体温升高0.6℃或高于0.6℃,或3只家兔体温升高的总和达1.3℃或高于1.3℃,应另取5只家兔复试,检查方法同上。如果初试的3只家兔体温升高均低于0.6℃,并且3只家兔体温升高的总和低于1.3℃,或在复试中,体温升高为0.6℃或0.6℃以上的家兔不超过1只,并且初、复试的8只家兔体温升高总和为3.5℃或3.5℃以下,均判定供试品的热原检查符合规定。

（三）无菌检查法

无菌检查法是用于检查《药典》要求无菌的药品、生物制剂、医疗器械、原料、辅料及其他品种是否无菌的一种方法。若供试品符合无菌检查法的规定,仅表明了供试品在该实验条件下未发现微生物污染。无菌检查应在环境洁净度为10000级以下、局部洁净度100级的单向流空气区域内或隔离系统中进行,其全过程应严格遵守无菌操作,防止微生物感染。检查中应取相应溶剂和稀释剂同法操作,作为阴性对照。《药典》2020年版的"无菌检查法"有薄膜过滤法和直接接种法两种。

1. 薄膜过滤法

薄膜过滤法一般应采用封闭式薄膜过滤器,根据供试品及其溶剂的特性选择滤膜材质。无菌检查用的滤膜孔径应不大于0.45μm。滤膜直径约为50mm,若使用其他尺寸的滤膜,应对稀释液和冲洗液体积进行调整,并重新验证。使用时,应保证滤膜在过滤前后的完整性。

水溶性供试液过滤前,一般应先将少量的冲洗液过滤,以润湿滤膜。油类供试品,其滤膜和过滤器在使用前应充分干燥。为发挥滤膜的最大过滤效率,应注意保持供试品溶液及冲洗液覆盖整个滤膜表面。供试液经薄膜过滤后,若需要用冲洗液冲洗滤膜,每张滤膜每次冲洗量一般为100ml,总冲洗量一般不超过500ml,最高不得超过1000ml,以避免滤膜上的微生物受损伤。

2. 直接接种法

直接接种法适用于无法用薄膜过滤法进行无菌检查的供试品,即取规定量供试品分别等量接种至硫乙醇酸盐流体培养基和胰酪大豆胨液体培养基中。除生物制品外,一般样品无菌检查时两种培养基接种的瓶或支数相等;生物制品无菌检查时硫乙醇酸盐流体培养基和胰酪大豆胨液体培养基接种的瓶或支数为2:1。除另有规定外,每个容器中培养基的用量应符合接种的供试品体积不得大于培养基体积的10%,同时,硫乙醇酸盐流体培养基每管装量不少于15ml,胰酪大豆胨液体培养基每管装量不少于10ml。供试品检查时,培养基的用量和高度同方法适用性试验。

结果判断:若供试品管均澄清,或虽显浑浊但经确证无菌生长,判供试品符合规定;若供试品管中任何一管显浑浊并确证有菌生长,判供试品不符合规定,除非能充分证明试验结果无效,即生长的微生物非供试品所含。只有符合下列至少一个条件时方可认为试验无效:

① 无菌检查试验所用的设备及环境的微生物监控结果不符合无菌检查法的要求。

② 回顾无菌试验过程，发现有可能引起微生物污染的因素。

③ 在阴性对照中观察到微生物生长。

④ 供试品管中生长的微生物经鉴定后，确证是因无菌试验中所使用的物品和（或）无菌操作技术不当引起的。

试验若经评估确认无效后，应重试。重试时，重新取同量供试品，依法检查，若无菌生长，判供试品符合规定；若有菌生长，判供试品不符合规定。

（四）细菌内毒素检查法

本法是利用鲎试剂来检测或量化由革兰阴性菌产生的细菌内毒素，以判断供试品中细菌内毒素的限量是否符合规定的一种方法。

细菌内毒素是细菌细胞壁的组分，由脂多糖组成，热原主要来源于细菌内毒素，内毒素的量用内毒素单位（EU）表示，1EU 与 1 个内毒素国际单位（IU）相当。

鲎试剂是从鲎的血液中提取出的冻干试剂，可与细菌内毒素发生凝集反应。

《药典》2020 年版规定，细菌内毒素检查包括两种方法，即凝胶法和光度检测法。

1. 凝胶法

是通过鲎试剂与内毒素产生凝集反应的原理进行限度检测或半定量检测内毒素的方法。

2. 光度检测法

光度检测法分为浊度法和显色基质法。

浊度法系利用鲎试剂与内毒素反应过程中的浊度变化而测定内毒素含量的方法。根据检测原理，可分为终点浊度法和动态浊度法。终点浊度法是依据反应混合物中的内毒素浓度和其在孵育终止时的浊度（吸光度或透光率）之间存在的量化关系来测定内毒素含量的方法。动态浊度法是检测反应混合物的浊度到达某一预先设定的吸光度或透光率所需要的反应时间，或者检测浊度增加速度的方法。

显色基质法系利用检测鲎试剂与内毒素反应过程中产生的凝固酶使特定底物释放出呈色团的多少而测定内毒素含量的方法。根据检测原理，分为终点显色法和动态显色法。终点显色法是依据反应混合物中内毒素浓度和其在孵育终止时释放的呈色团的量之间存在的量化关系来测定内毒素含量的方法。动态显色法是检测反应混合物的吸光度或透光率达到某一预先设定的检测值所需要的反应时间，或检测值增加速度的方法。

第三节　中药含量测定方法和技术

药品只有真伪鉴别，尚不足以评价和保证药品质量，必须引入量化数据，对内在质量加以控制，才能真正达到使病人服用安全有效的目的。中药的含量测定是指用适当的化学分析方法或仪器分析方法对中药中某些有效成分、指标性成分或毒性成分进行定量分析，并以测定结果是否符合药品标准来判断药品的优劣，是控制和评价药品质量的重要方法。

一、中药含量测定的内容

（一）中药含量测定指标的选择

中药材或制剂中测定成分为定量指标，一般应遵循以下几项原则。

（1）测定有效成分。对于有效成分清楚，其药理作用与该味药的主治功能相一致的成分，应作为首选。

（2）测定毒性成分。如乌头中所含多种生物碱，其中酯型生物碱（包括单酯型、双酯型）具有毒性，可测定总酯型生物碱的含量，作为质控指标之一，保证中药制剂服用安全有效。

（3）测定总成分。有效部位或指标性成分类别清楚的，可进行总成分的测定，如总黄酮、总皂苷、总生物碱、总有机酸、总挥发油等。

（4）对有效成分不明确的中药可采用以下几种方法：

① 测定指标性成分：指标性成分专属性要强，其含量高低可代表药材在制剂中的量。

② 测定浸出物：溶剂的选择应具针对性，能达到控制质量的目的。一般不采用水和乙醇。因其溶出物量太大，某些原料或工艺的影响难以反映质量的差异。

③ 以某一物理常数为测定指标：如柴胡注射液（蒸馏液）其有效成分不太清楚，但实验证明，在276nm波长处有最大吸收，且吸收度的高低与其1：1蒸馏液浓度成正比，所以可用276nm的吸收度值（A）来控制其质量。此外，在建立化学成分的含量测定有困难时，也可考虑建立生物测定等其他方法。

（5）测定易损成分。测定在制备、贮存过程中易损失的成分，如冰片易挥发损失，因此在含有冰片的中药制剂中要测定其含量。

（6）测定专属性成分。被测成分应归属于某一药味，若为两味或两味以上药材所共有的成分，则不应选为定量指标。如处方中同时含有黄连、黄柏，最好不选小檗碱作为定量指标。

（7）在检测成分上也要注意以中医临床功能主治与现代药理学相结合进行研究确定。如山楂，在以消食健胃功能为主的制剂中，则应测其有机酸含量，如山楂化滞丸测定熊果酸含量；如以治疗心血管病为主，则应测其所含黄酮类成分。又如何首乌，所含二苯乙烯苷类化合物具有抗衰老、提高免疫功能、防治动脉硬化及保肝作用，与中医理论补肝肾、益精血、乌须发的功能一致，应作为定量指标，若以大黄素为定量指标，就不太适宜。

（8）处方中欲测含量的药味，它含有两种以上的已知成分，而且用同一种检测方法可以同时测定，且方法学考察均符合分析要求，即规定该中药测定几种成分，也可达到增加质量覆盖面的目的。

（二）中药样品的前处理

供测试的中药样品有多种，如中药材以及制剂（丸剂、片剂、散剂、膏剂、酊剂及口服液等）。样品的成分组成十分复杂，且样品中被测成分往往含量较低，如何使制备的样品溶液与选定的分析方法相适合，是需要考虑的问题。中药样品的前处理就是根据待测定成分的理化性质、杂质的性质以及存在剂型来决定其提取、分离与净化的方法的。大致遵循以下步骤：样品的粉碎或分散→提取→富集→得供试品溶液。

1. 样品的粉碎或分散

中药材和固体制剂一般体积较大，粉碎或分散的目的主要是增大其比表面积，增大与提取溶剂的接触面积，有利于被测成分的提取。

样品的粉碎或分散主要针对中药材及中药固体制剂。例如：

大蜜丸样品的前处理：大蜜丸的粉碎或分散方法是用刀将其切成小块，加硅藻土研磨分散。但要注意硅藻土有一定的吸附能力，有些成分能被吸附而丢失，造成回收率降低。

栓剂样品的前处理：栓剂样品的粉碎或分散，可使用小刀将其切成小块，加适量水进行温浸，待基质冷凝后滤过或直接加适宜的溶剂提取。

软膏剂样品的前处理：软膏剂样品的粉碎或分散，可以根据被测成分、基质的理化性质和分析方法将基质分离再进行测定。①滤除基质的方法：取软膏一定量，加入适宜的溶剂，加热，使软膏液化，再放冷，待基质重新凝固后，滤除基质或将基质拨开，如此重复数次，合并滤液后测定。②提取分离法：在适宜的酸性或碱性介质中，先用不混溶的有机溶剂将基质提取后除去，而后进行测定。③灼烧法：如软膏中被测成分为无机化合物，经灼烧，基质分解除尽，然后对灼烧后的无机化合物进行测定。

橡胶膏剂样品的前处理：首先应进行除衬处理，另外，橡胶膏剂中所含的基质对所测成分有一定的干扰，需要进行分离和净化。例如测定含麝香酮成分的橡胶膏剂时，麝香酮与橡胶不易完全分离，可缓缓加入无水乙醇使橡胶形成絮状沉淀，分离除去后分析结果比较好。

微型胶囊剂的前处理：在微型胶囊中，药物颗粒被囊膜包裹，造成分析工作的困难，可根据囊膜材料和被测成分的性质进行处理。例如，形成囊膜材料以明胶为主，则可先用胃蛋白酶或胰蛋白酶将囊膜消化破坏，然后再根据药物的性质，选用适宜的溶剂将被测成分提取出来，若药物是挥发油类物质，则可用水蒸气蒸馏法。

气雾剂样品的前处理：进行成分分析前，首先应将药物与抛射剂分离，然后再取样分析。

2. 样品的提取

对于中药材和固体制剂样品，粉碎或分散后，取粉末适量精密称定，加入适宜的溶剂进行提取，使被测组分完全溶出，可得到粗提液。具体提取方法如下：

浸渍法：浸渍法是用定量的溶剂，在一定温度下，将药材浸泡一定的时间，以提取测定成分的一种方法。具体方法是将样品置带塞容器内，精密加入一定量适宜溶剂，摇匀后放置，浸泡提取，溶剂用量为样品重量的 $10 \sim 50$ 倍，并称重。浸泡时间 $12 \sim 24 \sim 48h$，在浸泡期间应注意经常振摇，浸泡后再称重，用溶剂补足减少的重量。可采取：①等分法测定，将浸泡后的溶液，采用适宜滤器过滤，精密量取一定体积的滤液，与一定重量样品相当，进行测定。②总量法测定，将浸泡后的溶液（加入溶剂可不定量），过滤，滤渣充分洗涤至提取完全，合并滤液与洗液，浓缩得残留物，置量瓶内，用溶剂稀释至一定体积,进行测定。

回流法:回流法是将样品置回流装置中,用有机溶剂(单一溶剂或混合溶剂)于水浴上加热回流提取完全的方法。提取效率高于冷浸法,该法对热不稳定及具挥发性的成分不适用。回流法可分为回流提取法和连续回流提取法。

回流提取法是使用一般回流装置。连续回流提取法是使用索氏提取器提取。操作时,将样品放于滤纸袋中,加入1.5~2个虹吸量的溶剂反复浸提。一般数小时可浸提完全,浸提完全后无须过滤,也可直接回收溶剂。然后将提取液置于量瓶中用适宜溶剂溶解,加溶剂至刻度。此法的提取效率较高,溶剂用量少,操作简便。

水蒸气蒸馏法:水蒸气蒸馏法的基本原理是根据道尔顿定律,相互不溶也不起化学作用的液体混合物的总蒸气压,等于该温度下各组分饱和蒸气压(即分压)之和。因此尽管各组分本身的沸点高于混合液的沸点,但当分压总和等于大气压时,液体混合物即开始沸腾并被蒸馏出来。本法适用于具有挥发性,能随水蒸气蒸馏而不被破坏,与水不发生反应,又难溶或不溶于水的化学成分的提取、分离。如六味地黄颗粒(测定牡丹皮含量)的提取,取装量项下的本品约2g,研细,精密称定,用水蒸气蒸馏,收集馏出液约450ml,置500ml量瓶中,加水稀释至刻度。

超声波提取法:超声波提取法的基本原理主要是利用超声波的空化作用加速植物所含成分的浸出提取,另外超声波的次级效应,如机械振动、乳化、扩散、击碎、化学效应等也能加速提取成分的扩散释放并充分与溶剂混合,有利于提取。与常法相比,具有提取时间短(一般样品30min即可完成提取)、提取效率高、无须加热等优点。本法是将样品置适宜容器内,精密加入提取溶剂并称重,置超声波振荡器槽中,槽中应加适量水进行提取,提取后再称重,用溶剂补足已减少的重量。

(三)常用的净化和富集方法

一般来说中药样品提取液体积较大、含量低、杂质多。为使分析结果更具有可靠性,减小干扰,常需对提取液进一步净化和富集。常用方法如下:

液-液萃取法:利用被测物质与杂质对某一溶剂的溶解度不同使其分开,如用石油醚可除去亲脂性色素;还可以利用待测成分溶解度的性质,经反复处理,使其转溶于亲脂性溶剂和亲水性溶剂之间,以除去水溶性杂质和脂溶性杂质。如生物碱类成分的测定,可利用其在酸性条件下成盐可溶于水的特点与脂溶性杂质分离,碱化后游离生物碱溶于亲脂性有机溶剂而与水溶性杂质分离。

蒸馏法:利用某些待测成分具有挥发性的特点,可采用蒸馏法收集馏液进行含量测定,或某些成分经蒸馏分解产生挥发性成分,利用分解产物进行测定,但必须明确测定成分的结构,方可利用此法。

色谱法:吸附色谱、分配色谱、离子交换色谱、聚酰胺色谱及凝胶色谱皆可作为净化分离方法。其操作方式有柱色谱、薄层色谱和纸色谱。色谱法往往是净化分离同时进行的。依待测成分的性质,选择合适的填充剂,大多数情况下是将待测成分吸留后,使杂质留于溶液,然后再设法将待测成分洗脱下来,进行测定,即所谓经典微柱色谱法,此法亦称为液-固萃取法。常用的净化剂为三氧化二铝,硅胶,活性炭,大孔吸附树脂,离子交换树脂,硅藻土,键合相硅胶 C_8、C_{18}、苯基和氰基等。

采用色谱法进行净化分离应注意回收率是否合乎要求，并应做空白试验以校正结果。

样品经提取、净化后，一般测定总成分的含量（如总生物碱、总黄酮、总皂苷）即可进行，要准确测定其中单一成分，应采用色谱方法如高效液相色谱法、气相色谱法和高效毛细管电泳法等。

中药制剂含量测定的方法有化学分析法和仪器分析法两大类。由于中药制剂组成复杂，所以在含量测定中仪器分析法更为常用。

二、化学分析法

化学分析法是利用物质的化学反应及其计量关系确定被测物质的组成及其含量的分析方法。化学分析法历史悠久，又称为经典分析法。化学分析法分为化学定性分析和化学定量分析，化学定量分析又分为重量分析和滴定分析。

化学分析法所用仪器简单，结果准确，因而应用范围广泛。但只适用于常量分析，且灵敏度较低，分析速度较慢。

（一）重量分析法

重量分析法是通过称量物质的重量来确定被测组分的重量的分析方法。

在重量分析中，一般先使被测组分从试样中分离出来，转化为一定的称量形式，然后用称量的方法测定该成分的含量。重量分析法具有准确度高的特点，但操作繁琐、费时，不适用微量组分。根据被测组分与试样中其他成分分离途径不同，重量分析法主要包括沉淀法、萃取法和挥发法。重量分析法主要用于常量的硅、硫、镍、钨等元素的精确测定，灰分和挥发物的测定，药物的水分测定等。

① 沉淀法：利用沉淀反应使待测组分以难溶化合物的形式沉淀出来，将沉淀过滤、烘干或灼烧后称其重量，再计算被测组分含量的方法。

② 萃取法：利用被测组分与其他组分在互不混溶的两种溶剂中分配系数不同，使被测组分从试样中定量转移至提取剂中而与其他组分分离的方法。

③ 挥发法：利用被测组分的挥发性或可转化为挥发性物质的性质，进行含量测定的方法。挥发法又可分为直接法和间接法。直接挥发法是利用加热等方法使试样中挥发性成分逸出，用适宜的吸收剂将其全部吸收，根据吸收剂重量的增加来计算该组分含量的方法。间接挥发法是利用加热等方法使试样中挥发性组分逸出后，称量其残渣，根据挥发前后试样重量的差值来计算挥发组分的含量的方法。

（二）滴定分析法

是将一种已知准确浓度的试剂溶液（标准溶液）滴加到被测物质的溶液中，直到所加的试剂与被测物质按化学式计量关系定量反应为止，然后根据所加标准溶液的浓度和体积计算出被测物质的含量的分析方法。

根据滴定反应的类型分类，主要包括酸碱滴定法、配位滴定法、氧化还原滴定法和沉淀滴定法。

① 酸碱滴定法：以质子转移反应为基础的滴定分析方法，是滴定分析中重要的方

法之一。

② 配位滴定法：以配位反应为基础的滴定分析方法。

③ 氧化还原滴定法：以氧化还原反应为基础的滴定分析方法。

④ 沉淀滴定法：以沉淀反应为基础的滴定分析方法。

三、仪器分析法

仪器分析法是以物质的物理或物理化学性质为基础，使用较特殊仪器进行分析的方法。根据物质的某种物理性质，如相对密度、相变温度、折射率、旋光度及光谱特征等，不经化学反应，直接进行定性、定量、结构和形态分析的方法，称为物理分析法，如光谱分析法等。根据物质在化学变化中某种物理性质，进行定性或定量分析的方法称为物理化学分析法，如电位分析法。仪器分析法具有灵敏、快速、准确的特点。如紫外分光光度法最小检出量可达 10^{-9} g，荧光分析法最小检出量可达 10^{-12} g。

（一）仪器分析法分类

根据分析原理的不同，仪器分析法主要分为以下几类：

① 电化学分析法：依据电化学原理和物质的电化学性质建立的分析方法。可分为电位法、电解法、电导法、伏安法等。

② 光学分析法：光学分析法是基于检测物质受能量激发后产生的电磁辐射或电磁辐射与物质相互作用后发生的信号变化以获得物质的组成、含量和结构的一类仪器分析方法。光学分析法是仪器分析的重要分支，种类很多，有许多不同的分类方法，应用范围很广。可分为非光谱法及光谱法两大类。非光谱法主要有折射法、旋光法、浊度法和X射线衍射法等；光谱法主要有紫外-可见分光光度法、红外分光光度法、原子吸收分光光度法、荧光分析法等。

③ 质谱分析法：质谱分析法（MS）是应用多种离子化技术将物质分子转化为气态离子，并按质荷比（m/z）大小进行分离并记录其信息，从而进行物质成分和结构分析的方法。根据质谱图提供的信息，可以进行有机化合物及无机化合物定性和定量分析、结构分析、样品中各同位素比的测定及固体表面结构和组成分析等。

④ 色谱分析法：色谱分析法简称色谱法，是利用物质在做相对运动的两相之间进行反复多次的"分配"过程而产生差速迁移，从而实现混合组分的分离分析的方法。色谱分析法按流动相与固定相的物态分类，可分为气相色谱法（GC）、液相色谱法（LC）和超临界流体色谱法（SFC）。按操作形式分类，可分为柱色谱法、平面色谱法、逆流色谱法等，其中按分离的规模及柱子尺寸不同，柱色谱法又可分为制备柱色谱法、常规柱色谱法、毛细管柱色谱法等；按固定相填充情况，柱色谱法又可分为填充柱色谱法、整体柱色谱法、开管柱色谱法等；平面色谱法又可分为纸色谱法（PC）、薄层色谱法（TLC）和薄膜色谱法。按色谱过程的分离机制分类，可分为分配色谱法、吸附色谱法、离子交换色谱法、分子排阻色谱法、化学键合相色谱法、亲和色谱法、手性色谱法等；按流动相的驱动力分类，可分为气相色谱法、液相色谱法、毛细管电泳法、毛细管电色谱法等。

此外，还有放射化学分析法、热分析法等。随着光学、电子学、计算机技术的发展，现代仪器分析也采用联用技术，如色谱-质谱联用法，GC-MS 与 HPLC-MS 已成为复杂样品成分分析的最重要手段。

（二）中药含量测定常用的仪器分析法

《药典》2020 年版中常用紫外-可见分光光度法、气相色谱法、高效液相色谱法等仪器分析法测定中药含量，其中以高效液相色谱法居多。

紫外-可见分光光度法：如灵芝中齐墩果酸的含量测定，人工牛黄中胆红素的含量测定，山楂叶中的总黄酮的含量测定，铁皮石斛中无水葡萄糖的含量测定等。

气相色谱法：如丁香中丁香酚的含量测定，人参中有机氯类农药残留的含量测定，八角茴香中反式茴香脑的含量测定，冰片中龙脑的含量测定、斑蝥中斑蝥素的含量测定、川贝枇杷糖浆中薄荷脑的含量测定等。

高效液相色谱法：如银杏叶中的总黄酮醇苷、萜类内酯的含量测定，三七中人参皂苷 Rg_1、人参皂苷 Rb_1 及三七皂苷 R_1 的含量测定，甘草流浸膏中甘草酸的含量测定，藿香正气水中厚朴酚及和厚朴酚的含量测定，愈风宁心片中葛根素的含量测定，参芪五味子片中五味子甲素的含量测定等。

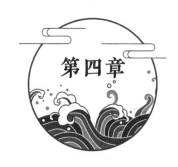

海洋中药质量分析与质量控制技术

第一节　滴定分析法

一、概述

滴定分析法（titrimetry）又叫容量分析法，是将已知准确浓度的试剂溶液（标准溶液）滴加到被测溶液中，直到所加的标准溶液与被测物质按化学计量关系（stoichiometric relationship）定量反应为止，然后测量标准溶液消耗的体积，根据标准溶液的浓度和所消耗的体积，算出待测物质的含量。这种定量分析的方法称为滴定分析法，它是一种简便、快速和应用广泛的定量分析方法，在常量分析中有较高的准确度。

常用术语

标准溶液：准确滴加到被测溶液中的标准溶液，在滴定分析中，称为滴定液。其中的物质称为滴定剂。

基准物质：能直接配成标准溶液或标定溶液浓度的物质。基准物质须具备的条件：①组成恒定，实际组成与化学式符合；②纯度高，一般纯度应在99.5％以上；③性质稳定，保存或称量过程中不分解、不吸湿、不风化、不易被氧化等；④具有较大的摩尔质量，称取量大，称量误差小；⑤使用条件下易溶于水（或稀酸、稀碱）。

滴定：滴定分析时将标准溶液通过滴定管逐滴加到锥形瓶中进行测定，这一过程称为滴定。滴定分析以及滴定分析法即因此而得名。

化学计量点：当滴加滴定剂的量与被测物质的量之间，正好符合化学反应式所表示的化学计量关系时，即滴定反应达到化学计量点，简称等当点。

指示剂：指示化学计量点到达而能改变颜色的一种辅助试剂。

滴定终点：在等当点时，没有任何外部特征，而必须借助于指示剂变色来确定停止滴定的点。即把这个指示剂变色点称为滴定终点，简称终点。

滴定误差：滴定终点与等当点往往不一致，由此产生的误差，又称为终点误差。

滴定分析法主要用于组分含量在1％以上、取样量大于0.1g的各种物质（常量组分）的测定，主要特点为快速、准确、仪器设备简单、操作简便、用途广泛。滴定分析法在目前的生产实践和科学研究中广泛使用。

二、原理

滴定分析是建立在滴定反应基础上的定量分析法。若被测物 A 与滴定剂 B 的滴定反应式为：

$$a\text{A}+b\text{B}=c\text{C}+d\text{D}$$

它表示 A 和 B 是按照摩尔比 $a:b$ 的关系进行定量反应的。这就是滴定反应的定量关系，它是滴定分析定量测定的依据。

依据滴定剂的滴定反应的定量关系，通过测量所消耗的已知浓度（mol/L）的滴定剂的体积（ml），求得被测物的含量。

例如计算被测定物质 A 的百分含量（A）：A 的摩尔质量为 M，A 的称样量为 $S(g)$，滴定剂 B 的标准溶液浓度为 $C(mol/L)$，滴定的体积为 $V(ml)$，则计算式为：

$$A=\frac{CVM}{1000S}\times 100\%$$

反应条件：适合滴定分析的化学反应，应该具备以下几个条件。

① 反应必须按方程式定量地完成，通常要求在 99.9％以上，这是定量计算的基础。

② 反应能够迅速地完成（有时可加热或用催化剂以加速反应）。

③ 共存物质不干扰主要反应，或用适当的方法消除其干扰。

④ 有比较简便的方法确定计量点（指示滴定终点）。

三、仪器

滴定分析用的仪器，主要是指具有准确体积的滴定管、移液管和容量瓶。

滴定管（量出式玻璃量器）是用来进行滴定，并测量在滴定过程中所耗用溶液体积的一种仪器。滴定管为外观细长，内径大小比较均匀而具有刻度的玻璃管，管的下端有玻璃尖嘴。常用的滴定管容积为 25ml 和 50ml，最小刻度为 0.1ml。

移液管（量出式玻璃量器）用来准确移取一定体积的溶液。通常有两种形状，一种是中间有一膨大部分，常称为胖肚移液管（正规名称为单标线吸量管）。管颈上部刻有标线。常用的有 5ml、10ml、20ml、25ml、50ml 等几种。另一种是具有分刻度的玻璃管，称为吸量管（全称为分度吸量管）或刻度吸管。常用的有 0.5ml、1ml、2ml、5ml、10ml、15ml 等几种。吸量管量取溶液的准确度不如移液管。

容量瓶（量入式玻璃量器）是一种细颈梨形平底玻璃瓶，带有磨口玻璃或橡皮塞，由无色或棕色玻璃制成。颈上有标线，表示在指定温度（一般指 20℃）下，当液体充满标线时，溶液体积恰好与瓶上所标明的体积相等。容量瓶一般用来配制标准溶液或试样溶液。通常有 2ml、5ml、10ml、25ml、50ml、100ml、250ml、500ml、1000ml 等各种规格。

以上三者都需要进行定期校准。滴定管、容量瓶和移液管的校准，可以采用绝对校正和相对校正方法。

四、在海洋中药质量控制中的应用

滴定分析为经典的分析方法，在应用中主要偏重于含金属离子海洋中药的质量控制。

（一）蛤壳

【含量测定】

① EDTA-2Na 滴定液标定。取于 800℃ 灼烧至恒重的基准物氧化锌 0.12g，精密称定 5 份，加稀盐酸 3ml 使溶解，加水 25ml，加 0.025% 甲基红乙醇溶液 1 滴，滴加氨试液至溶液显微黄色，加水 25ml，氨-氯化铵缓冲液（pH10.0）10ml，再加铬黑 T 指示剂少量，用滴定液滴定至溶液由紫色变为纯蓝色，并将滴定的结果用空白实验校正。每 1ml EDTA-2Na（0.05mol/L）相当于 4.069mg 的氧化锌。结果表明，EDTA-2Na 溶液平均消耗量为 28.99ml，经计算本滴定液浓度为 0.0509mol/L，每 1ml 此滴定液相当于 5.090mg 碳酸钙。

② 参照《药典》蛤壳项下碳酸钙含量测定方法，取本品细粉约 0.12g，精密称定，置锥形瓶中，加稀盐酸 3ml，加热至微沸使溶解，加水 100ml 与甲基红指示液 1 滴，滴加氢氧化钾试液至显黄色，继续多加 10ml，再加钙黄绿素指示剂少量，用乙二胺四醋酸二钠滴定液（0.05mol/L）滴定至溶液黄绿色荧光消失而显橙色。每 1ml 乙二胺四醋酸二钠滴定液（0.05mol/L）相当于 5.004mg 的碳酸钙（$CaCO_3$）。本品含碳酸钙（$CaCO_3$）不得少于 95.0%。

（二）牡蛎

【含量测定】取本品细粉约 0.15g，精密称定，置锥形瓶中，加稀盐酸 10ml，加热使溶解，加水 20ml 与甲基红指示液 1 滴，滴加 10% 氢氧化钾溶液至溶液显黄色，继续多加 10ml，再加钙黄绿素指示剂少量，用乙二胺四醋酸二钠滴定液（0.05mol/L）滴定至溶液黄绿色荧光消失而显橙色。每 1ml 乙二胺四醋酸二钠滴定液（0.05mol/L）相当于 5.004mg 的碳酸钙（$CaCO_3$）。本品含碳酸钙（$CaCO_3$）不得少于 94.0%。

（三）石决明

【含量测定】取本品细粉约 0.15g，精密称定，置锥形瓶中，加稀盐酸 10ml，加热使溶解，加水 20ml 与甲基红指示液 1 滴，滴加 10% 氢氧化钾溶液至溶液显黄色，继续多加 10ml，加钙黄绿素指示剂少量，用乙二胺四醋酸二钠滴定液（0.05mol/L）滴定至溶液黄绿色荧光消失而显橙色。每 1ml 乙二胺四醋酸二钠滴定液（0.05mol/L）相当于 5.004mg 的碳酸钙（$CaCO_3$）。本品含碳酸钙（$CaCO_3$）不得少于 93.0%。

（四）海螵蛸

【含量测定】取本品细粉约 0.12g，精密称定，置锥形瓶中，加稀盐酸 10ml，沸水浴加热使溶解，加水 20ml 与甲基红指示液 1 滴，滴加 10% 氢氧化钾溶液至溶液显黄色，再继续多加 10ml，加钙黄绿素指示剂少量，用乙二胺四醋酸二钠滴定液（0.05mol/L）滴定，至溶液的黄绿色荧光消失，并显橙色。每 1ml 乙二胺四醋酸二钠滴定液（0.05mol/L）相当于 5.004mg 的碳酸钙（$CaCO_3$）。本品含碳酸钙（$CaCO_3$）不得少于 86.0%。

第二节　光谱法

一、紫外-可见分光光度法

（一）概述

紫外-可见分光光度法（ultraviolet-visible spectroscopy；UV-Vis）是基于价电子在不同的分子轨道之间跃迁所产生的吸收光谱，波长范围一般为 $200\sim760nm$，该法主要具有以下特点：①灵敏度高，一般为 $10^{-7}\sim10^{-4}g/ml$；②准确度高，相对误差一般为 0.5%，精密度高的仪器，准确度可达到 0.2%；③设备简单，选择性好，操作简便。因此，紫外-可见分光光度法是海洋中药制剂定性鉴定、杂质检查及含量测定的常用方法之一。

（二）原理

1. 电子跃迁类型

分子中的价电子包括形成单键的 σ 电子、双键的 π 电子、非成键的 n 电子。在紫外-可见光区范围内，有机化合物吸收光谱的电子跃迁类型主要有 $\sigma\rightarrow\sigma^*$、$\pi\rightarrow\pi^*$、$n\rightarrow\sigma^*$、$n\rightarrow\pi^*$ 和电荷跃迁，无机化合物吸收光谱的电子跃迁类型主要有电荷迁移跃迁和配位场跃迁（图 4-1）。

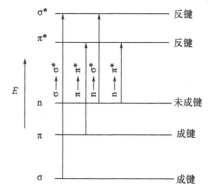

图 4-1　分子中价电子的能级及
跃迁所需能量示意图

（1）$\sigma\rightarrow\sigma^*$ 跃迁

处于 σ 成键轨道上的电子吸收光能后跃迁到 σ^* 反键轨道上。分子中 σ 键较为牢固，所以跃迁需要的能量高，吸收峰在远紫外区。如：饱和烃类化合物的 C—C 键。

（2）$n\rightarrow\sigma^*$ 跃迁

处于非成键轨道的 n 电子（孤对电子）向 σ^* 反键轨道跃迁，这种跃迁需要的能量较小，吸收峰一般在 200nm 附近，处于末端吸收。如：含—OH、—NH$_2$、—X、—S 等基团的化合物。

（3）$\pi\rightarrow\pi^*$ 跃迁

处于 π 成键轨道上的电子跃迁到 π^* 反键轨道上，所需要的能量小于 $\sigma\rightarrow\sigma^*$ 跃迁。孤立 $\pi\rightarrow\pi^*$ 跃迁一般发生在 200nm 的波长附近，吸收强度大，一般 $\varepsilon>10^4$。如：含有 C＝C、C≡C、C＝N 等基团的有机化合物。具有共轭双键的化合物，随着共轭程度的增加，$\pi\rightarrow\pi^*$ 跃迁所需能量降低，波长向长波方向移动。

（4）$n\rightarrow\pi^*$ 跃迁

含有不饱和杂原子基团的化合物，其非成键轨道中的 n 电子吸收能量后，向 π^* 反键轨道跃迁。$n\rightarrow\pi^*$ 跃迁需要的能量最低，故吸收波长最长，一般在近紫外区（$200\sim400nm$）有吸收。该跃迁的吸收强度弱，ε 在 $10\sim100$ 之间。如：含有 C＝O、C＝S、

N ═N 键的化合物。

（5）电荷迁移跃迁

在电磁辐射的激发下，分子强烈地吸收辐射能，电子从给予体向接受体相联系的轨道上跃迁，所产生的吸收光谱称为电荷迁移吸收光谱。如有机化合物中的芳烃取代、过渡金属与含有生色团的试剂放映生成的配合物、水合无机离子等。电荷迁移跃迁实质是分子内的氧化-还原过程，电荷迁移吸收光谱的特点是谱带宽，λ_{max} 较大，吸收强度大（$\varepsilon > 10^4$），在定量分析上有较大的实用价值，可提高检测的灵敏度。

（6）配位场跃迁

在电磁辐射的作用下，元素周期表中第四、五周期的过渡金属元素与显色剂反应形成的配合物吸收紫外可见光后，得到的吸收光谱。这类跃迁只能在配体的配位场作用下产生，吸收强度较弱（$\varepsilon < 10^2$），可用于配合物的研究。

2. 透光率（T）与吸光度（A）的关系

透光率（T）是指光透过的比率，即透过光强度（I_t）占入射光强度（I_0）的比率，通常用百分数来表示透光率 T，透光率 T 的值在 $0 \sim 100\%$ 之间。

$$T = \frac{I_t}{I_0} \tag{4-1}$$

吸光度（A）是指物质对光的吸收强度。吸光度（A）与透光率（T）之间的关系为：

$$A = -\lg T = -\lg \frac{I_t}{I_0} \tag{4-2}$$

透光率的影响因素有很多，不同的物质对光的吸收不同；不同的入射光强度也会导致物质对光的吸收不同，从而影响透过光的强度。可见，入射光的强度、被测物质的性质以及温度等因素都会影响物质对光的吸收。T 越大，透过光的强度就越大，即物质对光的吸收越少。

3. 紫外-可见吸收光谱中的常用术语

吸收光谱（absorption spectrum）又称吸收曲线，是以波长 λ（nm）为横坐标，吸光度 A 为纵坐标所绘制的曲线，如图 4-2 所示。

吸收光谱的特征用下列光谱术语加以描述：

吸收峰（absorption peak）：吸收曲线上吸光度最大的峰，所对应的波长称为最大吸收波长，用 λ_{max} 表示。

谷（absorption valley）：峰与峰之间吸光度最小的部位，所对应的波长称为最小吸收波长，用 λ_{min} 表示。

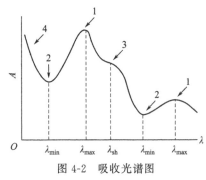

图 4-2　吸收光谱图

1—吸收峰；2—谷；3—肩峰；4—末端吸收

4. Lanbert-Beer 定律

朗伯-比尔（Lambert-Beer）定律是吸收光度法的基本定律，是描述物质对单色光吸收的强弱与吸光物质的浓度和厚度间关系的定律。

$$A = ECL \qquad\qquad (4\text{-}3)$$

其中，A 是吸光度；E 是吸光系数；C 为物质浓度；L 为液池厚度。联立式(4-2)和式(4-3)发现：透光率 T 与物质浓度 C、液池厚度 L 之间是指数函数关系。例如，浓度增大一倍时，透光率从 T 降至 T^2。

吸光系数 E 是指在一定的波长下，吸光物质在单位浓度和单位厚度的吸光度。不同物质对同一波长的单色光，可能有不同的吸光系数；同一物质对不同波长的单色光，也可能有不同的吸光系数；因此，吸光系数会受单色光、溶剂、温度等因素的影响。吸光系数越大，说明该物质的吸光能力越强，测定的灵敏度越高，所以吸光系数是物质定性的依据。

吸光系数有两种表示方法：摩尔吸光系数（ε）和百分吸光系数（$E_{1cm}^{1\%}$）。

（1）摩尔吸光系数（ε）

摩尔吸光系数是指当入射一定波长、溶液浓度为 1mol/L、液池厚度为 1cm 时的吸光度，用 ε 表示，单位为 $L\cdot mol^{-1}\cdot cm^{-1}$。摩尔吸光系数 ε 的范围一般为 $10\sim 10^5$。ε 越大，表示反应的吸光度越大，说明反应越灵敏。$\varepsilon > 10^4$ 是强吸收，ε 为 $10^3\sim 10^4$ 是中强吸收，$\varepsilon < 10^2$ 是弱吸收。

（2）百分吸光系数（$E_{1cm}^{1\%}$）

百分吸光系数是指当入射一定波长、溶液浓度为 1%（1g/100ml）、液池厚度为 1cm 时的吸光度，用 $E_{1cm}^{1\%}$ 表示，单位为 $100ml\cdot g^{-1}\cdot cm^{-1}$。$E_{1cm}^{1\%}$ 越大，吸光度越大。

（3）摩尔吸光系数与百分吸光系数的关系

$$\varepsilon = E_{1cm}^{1\%}\cdot M/10 \qquad\qquad (4\text{-}4)$$

式中，M 为吸光物质的摩尔质量。摩尔吸光系数或百分吸光系数均不能直接测得，需要通过测定已知准确浓度稀溶液的吸光度，进一步换算得到。

（三）仪器

紫外-可见分光光度计是在紫外-可见光区可任意选择不同波长的光测定吸光度的仪器。商品仪器的类型很多，性能差别很大，但基本组成相似，都是由 5 个基本部分组成，即光源、单色器、吸收池、检测器和信号显示系统，如图 4-3 所示。

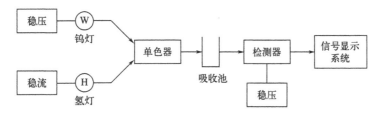

图 4-3　紫外-可见分光光度计各部件

1. 主要部件

（1）光源

紫外-可见分光光度计要求光源的发射强度足够大且稳定，具有连续光谱，使用寿命长。紫外区和可见光区通常分别用氘灯和钨灯两种光源。

紫外区的光源常用氢灯或氘灯。氢灯和氘灯均是气体放电发光产生的光源，发射150～400nm 的连续光谱。氘灯比氢灯昂贵，但发光强度和灯的使用寿命比氢灯增加2～3 倍，现在仪器多用氘灯。由于玻璃吸收紫外线，故灯泡必须具有石英窗或用石英灯管制成。气体放电发光需先激发，同时应控制稳定的电流，所以都配有专用的电源装置。

可见光区常用钨灯或者卤钨灯。钨灯是固体炽热发光的光源，又称白炽灯，发射光能的波长覆盖较宽，但紫外区很弱，通常发射大于 350nm 的连续光谱。卤钨灯是钨灯灯泡内充碘或溴的低压蒸气的灯，可延长钨丝的寿命，发光强度比钨灯高。

（2）单色器

单色器的作用是将来自光源的连续光谱按波长顺序色散，并从中分离出一定宽度的谱带。单色器主要由入射狭缝、准直镜、色散元件、物镜和出射狭缝构成。其中，色散元件是关键部件，有棱镜和光栅两种，早先的仪器多用棱镜，如今多用光栅。狭缝分为入射狭缝和出射狭缝，狭缝的宽度直接影响分光质量：狭缝过宽，单色光不纯，可使吸光度发生改变；狭缝过窄，光量减少，灵敏度降低，因此狭缝宽度要恰当。

（3）吸收池

吸收池是用于盛放溶液的装置。用光学玻璃制成的吸收池，只能用于可见光区。用熔融石英（二氧化硅）制成的吸收池，既可以用于紫外区，也可以用于可见光区。盛空白溶液的吸收池与盛试样溶液的吸收池应相互匹配，即有相同的厚度与相同的透光性。在测定吸光系数或利用吸光系数进行定量时，要求吸收池有准确的厚度，或使用同一只吸收池。吸收池两面易损蚀，应注意保护。

（4）检测器

检测器是一种光电转换装置，可将单色光透过溶液被吸收后得到的透射光强度信号转变成电信号。

光电管是由一个阳极和一个光敏阴极组成的真空（或充少量惰性气体）二极管，阴极表面镀有碱金属或碱金属氧化物等光敏材料，当它被有足够能量的光照射时，能够发射出电子。当在两极间有电位差时，发射出的电子流向阳极而产生电流。电流大小取决于照射光的强度。光电管有很高的内阻，所以产生的电流很容易放大。

光电倍增管：光电倍增管的原理和光电管相似，结构上的差别是在光敏金属的阴极和阳极之间还有几个倍增级。阴极遇光发射电子，此电子被高于阴极 90V 的第一倍增极吸引，当电子打击此倍增极时，每个电子使倍增极发射出几个额外电子。然后电子再被电压高于第一倍增极 90V 的第二倍增极加速吸引，每个电子又使此倍增极发射出多个新的电子。这个过程一直重复到第九个倍增极。从第九个倍增极发射出的电子已比第一倍增极发射出的电子数大了几个数量级，然后被阳极收集，产生较强的电流，再经放大显示。光电倍增管检测器大大提高了仪器测量的灵敏度。

光二极管阵列检测器：是指在晶体硅上紧密排列的一系列光二极管，每一个二极管相当于一个单色仪的出口狭缝。两个二极管中心距离的波长单位称为采样间隔，因此二极管阵列分管光度计中，二极管数目越多，分辨率越高。

（5）信号显示系统

分光光度计中常用的信号显示装置有检流计、微安表、电位计、数字显示、荧光屏显示、结果打印及曲线扫描等，现多采用后三种。近年来的仪器大多与微机相结合，用微机计算、控制零点，自动校正基线及波长，有的仪器增添了专用部件，扩大了用途。

2. 仪器分类

紫外-可见分光光度计主要可以分为单光束、双光束、二极管阵列等。

（1）单光束分光光度计

单光束分光光度计用钨灯或氢灯为光源，从光源到检测器只有一束单色光，仪器结构简单，对光源发光强度稳定性要求高。

（2）双光束分光光度计

光源发出的光经过反射镜反射，通过滤光片和入射狭缝，经过准直镜和光栅分光，再经过出射狭缝得到单色光。单色光被旋转扇面镜分成交替的两束光，分别通过样品池和参比池，再经同步扇面镜将两束光交替地照射到光电倍增管，使光电倍增管产生一个交变脉冲讯号，经过比较放大后。扇面镜以每秒几十转至几百转的速度匀速旋转，使单色光能在很短时间内交替通过空白与试样溶液，可以减免因光源强度不稳而引入的误差。

（3）光电二极管阵列检测的分光光度计

是一种具有全息光路系统的仪器，由光源发出，色差全息光栅表面色散并投射到二极管整理检测器上。二极管阵列的电子系统，可在 1/10s 的极短时间内获得从 190～820nm 范围的全光光谱。

（四）在海洋中药质量控制中的应用

1. 海藻总甾醇的含量分析

【含量测定】目的：建立中药海藻中总甾醇的含量测定方法。方法：采用 Bligh-Dyer 方法提取总脂，以岩藻甾醇为对照品，磷硫铁试剂为显色剂，利用分光光度法进行含量测定，并进行方法学验证。结果：含量测定方法学结果表明，在检测波长 576nm 下，岩藻甾醇在 $0.01～0.07g/L$ 具有良好的线性关系，$r=0.9970$；显色产物在 90min 内稳定，RSD 0.54%；平均加样回收率为 99.16%，RSD1.43%$(n=6)$；方法重复性良好，RSD1.43%$(n=6)$。结论：建立的磷硫铁-分光光度法可用于中药海藻中总甾醇的含量测定。

2. 珍珠、珍珠母、蛤壳、牡蛎、瓦楞子、海螵蛸、石决明总氨基酸的含量分析

【含量测定】采用茚三酮显色法对海洋来源矿物药中总氨基酸的含量进行测定，采用正交设计和单因素试验方法对实验条件进行了考察。实验条件：检测波长为 568nm；显色剂的加入量为 1.5ml，100℃水浴下反应 20min，取出静置至室温；用 pH＝6.8 的磷酸缓冲液调节酸碱度。结论：海螵蛸、珍珠、珍珠母中总氨基酸的质量分数偏高，石决明中略低，牡蛎、瓦楞子和蛤壳中质量分数很低，尤其是蛤壳，通过紫外可见分光光度法测定总氨基酸的含量，初步区分上述 7 种海洋矿物药。

3. 牡蛎糖原的含量分析

【含量测定】采用比色法，以 490nm 为检测波长，以苯酚-硫酸溶液为显色体系，可对显色后的不同单糖产生较好的吸收峰。结论：用此法测定不同提取方法获得的牡蛎糖原含量，为开发牡蛎降糖药物或功能性食品提供可参考资料。

4. 海马总多糖的含量分析

【含量测定】以苯酚-硫酸溶液为显色体系，以 490nm 为检测波长，测定海马的冷浸多糖、热提多糖、碱提多糖中总多糖的含量。结论：用此法可测定不同提取方法获得的海马总多糖，三种多糖总含量差异显著，其中碱提多糖含量最高，其次为热提多糖，最后为冷浸多糖。

5. 海藻中总酚类化合物的含量分析

【含量测定】实验条件：往海藻样品提取液中依次加入水、饱和 Na_2CO_3 溶液、Folin-Denis 试剂，摇匀，显色 70min，在 713nm 波长处测定吸光度。结论：Folin-Denis 法经济、省时、简单、快捷，可用于大量筛选高酚类含量的海洋红藻。

6. 海藻中的总磷含量分析

【含量测定】利用抗坏血酸-钼蓝分光光度法（改良的亚硫酸钠还原法）对海带标准样品中总磷进行测定。实验条件：磷钼蓝在 660nm 处有特征吸收，加入钼酸铵需静置 30min；当反应温度为 25℃时，显色时间为 20min；当反应温度为 35℃时，显色时间为 15min。结论：该法显色快速，操作简便，颜色稳定，是一种快速、准确的试验方法；同时不受盐度的影响，适用于海藻中总磷的测定。

7. 珍珠中的锌含量分析

【含量测定】实验条件：采用 1-(2-吡啶偶氮)-2-萘酚（PAN）为显色剂，在 pH＝5.57 的 HAc-NaAc 溶液中，十二烷基苯磺酸钠（DBS）存在下，检测波长为 545nm，显色时间为 10min，测定其全珍珠水解液中微量的锌。结论：淡水及海水培养珍珠中微量锌的含量基本一致。

8. 牡蛎中锌的含量分析

【含量测定】实验条件：在 pH＝5.9 的缓冲体系中，以二甲酚橙（XO）为显色剂，显色时间为 5min，显色温度为 10～35℃，显色剂用量为 3.0ml 0.4g/L XO 溶液。Zn^{2+} 与 XO 可形成的络合物，使 XO 褪色，并在 434nm 处出现负吸收，在 573nm 处出现正吸收，且两吸收值之差与 Zn^{2+} 含量符合比尔定律。结论：利用双波长法测定牡蛎中锌含量，方法简便、快速、灵敏度高，测定结果准确度和精密度均符合要求。

二、原子吸收光谱法

(一) 概述

原子吸收光谱法（atomic absorption spectrometry，AAS）又称为原子分光光度法，是基于基态原子外层电子对其特征电磁辐射的吸收来进行元素含量测定的一种分析方法。

原子吸收光谱法具有以下优点：①检出限低，灵敏度高。如石墨炉原子吸收法的检出限可达到 $10^{-14}\sim10^{-10}g/ml$。②准确度好。火焰原子吸收法的相对误差小于 1%，石墨炉原子吸收法为 3‰～5‰。③分析速度快。如自动原子吸收光谱计可在 35min 内连续测定 50 个试样中的 6 种元素。④应用范围广。不仅可以测定金属元素，也可以测定非金属元素和有机化合物。⑤仪器比较简单，操作方便。

原子吸收光谱法具有以下局限性：①多数仪器每测定一种元素必须使用与之对应的一个空心阴极灯，一次只能测一个元素，多元素同时测定尚有困难；②对于高熔点或形成氧化物、复合物、碳化物后难以原子化的元素分析灵敏度低，结果不太令人满意；③标准曲线线性范围窄，一般仅为 1 个数量级。

（二）原理

1. 共振吸收线

原子在两个能级之间的跃迁伴随着能量的发射和吸收。原子可具有多种能级状态，当原子受外界能量（光能、热能等）激发时，其外层电子可以吸收一定能量，从基态跃迁到不同能级，因此可能有不同的激发态，从而产生原子吸收谱线。一般外层电子从基态跃迁到第一激发态最易发生，这时所产生的吸收谱线称为共振吸收线（简称共振线）。

由于不同元素的原子外层电子排布不同，原子从基态跃迁到第一激发态时所吸收的能量不同，共振线的频率也不一样，因而共振线是元素的特征谱线。对于多数元素的原子吸收光谱法分析，首先选用共振线作为吸收谱线，只有共振吸收线受到光谱干扰时才选用其他吸收谱线。

2. 玻尔兹曼因子（Boltzmann）分布定律

按照热力学理论，在热力学平衡状态下，激发态原子与基态原子数的分布符合 Boltzmann 分布定律，即

$$\frac{N_i}{N_0} = \frac{g_i}{g_0} e^{-\left(\frac{E_i - E_0}{kT}\right)} \tag{4-5}$$

式中，N_i、N_0 分布代表激发态和基态的原子数目；g_i、g_0 分别代表激发态和基态的统计权重；E_i、E_0 分别为激发态和基态原子的能量；T 为热力学温度；k 为 Boltzmann 常数，其值为 1.38×10^{-23} J/K。

对共振线来说，电子由基态跃迁到第一激发态时，式(4-5)可写为：

$$\frac{N_i}{N_0} = \frac{g_i}{g_0} e^{\left(-\frac{\Delta E_i}{kT}\right)} = \frac{g_i}{g_0} e^{\left(-\frac{h\nu}{kT}\right)} \tag{4-6}$$

原子光谱中，对一定波长的谱线，g_i、g_0、E_i 均为已知。若已知火焰的温度，就可以计算出 N_i/N_0 的值。温度 T 越高，N_i/N_0 值越大，即激发态原子数随温度升高而增加，且按指数关系变大；在相同温度下，电子跃迁能级差越小，N_i/N_0 值越大。在火焰原子吸收光谱法中，原子化温度一般低于 3000K，且大多数元素的最强共振线都低于 600nm，所以 N_i/N_0 一般均小于 10^{-3}，即激发态的原子数 N_i 还不到基态原子数 N_0 的 1%，甚至更小。因此，基态原子数 N_0 近似的等于被测原子的总数 N。也可以认为，所有的吸收都是在基态进行的，这样就大大地减少了可以用于原子吸收的吸收谱线的数目。在紫外光谱区，每种元素仅有 3～4 个有用的吸收线，这是原子吸收光谱法灵敏度高、抗干扰能力强的一个重要原因。

3. 原子吸收谱线

（1）原子吸收谱线的轮廓

原子吸收所产生的谱线并不是严格几何意义上的线（几何线无宽度），而是呈现有一定宽度（有频率或波长范围）的谱线轮廓。如图 4-4 为吸收系数 K_ν 对频率 ν 作图所得，称为原子吸收线的轮廓。在频率 ν_0 处，K_ν 有极大值 K_0，K_0 称为峰值吸收系数或中心吸收系数。ν_0 称为中心频率，由原子能级决定。当 $K_\nu = K_0/2$ 时，所对应的吸收轮廓上两点间的距离称为吸收峰的半宽度，由 $\Delta\nu$（或 $\Delta\lambda$）表示。ν_0 表明吸收线的位置，$\Delta\nu$ 表明了吸收线的宽度，因此，ν_0 及 $\Delta\nu$ 可表征吸收线的总体轮廓。原子吸收线的 $\Delta\nu$ 为 0.001～0.005nm，比分子吸收带（紫外-可见吸收光谱是分子吸收）的半宽度（约 50nm）要小得多。

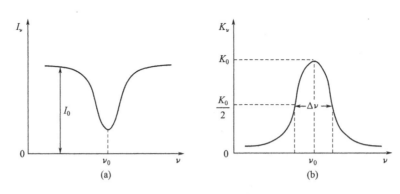

图 4-4　吸收谱线轮廓图

（2）谱线变宽的因素

原子吸收谱线变宽，一方面由激发态原子核外层电子的性质决定，如自然宽度；另一方面受外界因素的影响，如多普勒变宽和压力变宽等。

自然宽度（natural width；$\Delta\nu_N$）：在无外界条件影响下，谱线本身固有的宽度称为自然宽度，以 $\Delta\nu_N$ 表示。它与原子核外层电子激发态的平均寿命有关，平均寿命愈短，自然宽度愈宽。自然宽度约为 10^{-5}nm 数量级，与其他变宽效应相比，$\Delta\nu_N$ 很小，可以忽略不计。

多普勒变宽（Doppler broadening；$\Delta\nu_0$）：由原子无规则热运动引起，又称热变宽，以 $\Delta\nu_0$ 表示。原子吸收光谱法中，基态原子在高温环境下处于热运动状态。从物理学的多普勒效应可知，一个运动着的原子所发射出的光，若运动方向朝向观察者（检测器），则观察到光的频率较静止原子所发出光的频率高（波长更短）；反之，则静止原子所发出光的频率低（波长更长）。由于原子的热运动是无规则的，但在朝向、背向检测器的方向上总有一定的分量，所以检测器接收到光的频率（波长）总会有一定的范围，即谱线产生变宽。测定温度越高，被测元素原子量越小，原子相对热运动越激烈，多普勒变宽越大。多普勒变宽的频率分布与气态中原子热运动分布是相同的，具有近似的正态分布，所以多普勒变宽时，中心频率不变，只是两侧对称变宽。Doppler 变宽可达 10^{-3} nm 数量级，是谱线变宽的主要因素。

压力变宽（pressure broadening）：由吸光原子与蒸气中其他粒子相互碰撞而引起能

级的微小变化，使发射或吸收的光量子频率改变而导致的变宽，也称碰撞变宽。根据与其碰撞粒子的不同，压力变宽又分为霍尔兹马克变宽和洛伦兹变宽。霍尔兹马克变宽（Holtsmark broadening；$\Delta \nu_R$）是由待测元素原子自身的相互碰撞而引起的，在通常实验条件下可以忽略不计。洛伦兹变宽（Lorentz broadening；$\Delta \nu_L$）源于待测元素原子与其他共存元素原子的相互碰撞，$\Delta \nu_L$ 随吸收区气体压力增大及温度增高而增大，约为 10^{-3} nm 数量级，是谱线变宽的主要因素。

自吸展宽（self absorption broadening）：原子在高温时被激发，发射某一波长的辐射，而处于低温状态的同类原子又能吸收这一波长的辐射，这种现象称为自吸现象。自吸现象会使谱线的半宽度变大。灯电流愈大，产生热量愈大，阴极周围的基态原子愈多，自吸变宽就愈严重。严重的谱线自吸就是谱线的"自蚀"，自吸现象使谱线强度降低，同时导致谱线轮廓变宽。

场致变宽：指在外界电场或磁场的作用下，原子核外电子能级分裂而使谱线变宽的现象。包括斯塔克（Stark）变宽（电场）和塞曼（Zeeman）变宽（磁场）。若将光源置于磁场中，则原来表现为一条的谱线，将分裂为两条或两条以上的谱线，这种现象称为 Zeeman 效应。当磁场影响不大，分裂线的频率差较小，仪器的分辨率有限时，表现为宽的一条谱线，称为 Zeeman 变宽；光源在电场中也能产生谱线的分裂，当电场不是十分强大时，即表现为谱线的变宽，称为 Stark 变宽。

在通常的实验条件下，多普勒变宽和洛伦兹变宽是主要影响因素。

4. 原子吸收值与原子浓度的关系

原子吸收谱线具有一定的宽度，但仅有 10^{-3} nm 数量级，用一般方法（如分子吸收的方法）得到入射光源，吸收定律将不能适用。因此，需要寻求新的理论和技术来解决原子吸收的测量问题。

（1）积分吸收

当光强为 I_0 的特征谱线通过厚度为 l 的原子蒸气时，一部分光被吸收，透过光的强度为 I_ν，I_0 与 I_ν 服从朗伯-比尔定律，即：

$$I_\nu = I_0 \cdot e^{-K_\nu l} \tag{4-7}$$

$$A = -\lg \frac{I_\nu}{I_0} = 0.434 K_\nu l \tag{4-8}$$

式(4-7)和式(4-8)中 K_ν 为吸收系数，它与入射光的频率、基态原子浓度及原子化温度等因素有关。

（2）峰值吸收

1955 年，澳大利亚科学家 Walsh. A. 提出，在温度不太高的温度火焰条件下，峰值吸收系数与火焰中被测元素的原子浓度存在线性关系，可以测定吸收线中心波长的峰值吸收系数 K_0 来代替积分吸收系数的测定。K_0 的测定只需使用锐线光源，而不必使用高分辨率的单色器，因而解决了原子吸收光谱法的实际测量问题。

在原子吸收光谱分析条件下，处于激发态的原子数很少，基态原子数可近似等于吸收原子数，即试样中待测元素的浓度 c 与原子化器中基态原子的浓度 N_0 有恒定的比例关系，则

$$A = K'c \tag{4-9}$$

式中，K'为常数。它是原子吸收光谱法定量分析的基础。

（三）仪器

原子吸收光谱仪与紫外-可见分光光度计的结构相似，只是用锐线光源代替连续光源，用原子化器代替吸收池。其主要结构由四部分组成：光源、原子化器、单色器和检测系统。光源发射出待测元素特征谱线，被待测元素原子吸收后，经光学系统中的单色器，将特征谱线与原子化器在原子化过程中产生的复合光谱色散分离后，检测系统将特征谱线强度信号转换成电信号，通过模/数转换器转换成数字信号。计算机光谱工作站对数字信号进行采集、处理与显示，并对光谱仪各系统进行自动控制。仪器的主要部件与工作原理：

1. 光源

光源的作用是发射被测元素的特征共振辐射，称为锐线光源（narrow-line source）。对光源的基本要求是：发射的共振波长的半宽度要明显小于吸收线的半宽度，辐射强度大，稳定，寿命长，背景小。目前应用最为普遍的是空心阴极灯（hollow cathode lamp，HCL），又称元素灯。灯管由硬质玻璃制成，灯的窗口根据辐射波长的不同，选用不同的材料做成，可见光区（370nm以上）用光学玻璃片，紫外区（370nm以下）用石英玻璃片。

当阴极和阳极之间施加300～500V电压时，电子由阴极向阳极高速运动，并与惰性气体分子发生碰撞而使之电离。气体正离子在电场作用下，轰击阴极表面，使阴极表面的金属原子溅射。溅射出的原子与其他粒子碰撞而被激发，激发态元素的核外层电子瞬间以光辐射形式释放能量回到基态或低能态，发射出该元素的特征谱线。

空心阴极灯的优点是辐射光强度大而且稳定，谱线宽度窄，灯易于更换。缺点是每测一种元素需换一个灯，很不方便。现亦制成多元素空心阴极灯，但发射强度低于单元素灯，且如果金属组合不当，易产生光谱干扰，因此使用尚不普遍。

2. 原子化器

原子化器（atomizer）的功能是提供能量，使试样干燥、蒸发并原子化，产生原子蒸气。试样中被测元素的原子化是整个分析过程的关键，元素测定的灵敏度、准确性及干扰情况，在很大程度上取决于原子化的情况。对原子化器的主要要求是：原子化效率高，稳定性好，干扰水平低，背景影响和噪声低，安全，耐用，适用范围广，便于清洗等。原子化器分为火焰原子化器和非火焰原子化器两大类。

（1）火焰原子化器

火焰原子化器是利用化学火焰的热能使试样原子化的一种装置，有全消耗型和预混合型原子化器，主要由喷雾器、雾化室和燃烧器三部分组成。

喷雾器：作用是吸入试液将其雾化，并使雾滴均匀化。目前较多采用同心型气动喷雾器，喷出微米级直径雾粒的气溶胶。雾滴越小，在火焰中生成的基态原子就越多，即原子化效率就愈高。喷雾器的雾化效率一般较低，在10%左右。

雾化室：也称预混合室，作用是使气溶胶的雾粒更细微、均匀，并与燃气、助燃气混合均匀后进入燃烧器。雾化室中装有撞击球，其作用是把雾滴撞碎，还装有扰流器，可以阻挡大的雾滴进入燃烧器，使其沿室壁流入废液管排出，并可使气体混合均匀。目前，这种气动雾化器的雾化效率比较低，只能达到 5%～15%。雾化室还存在记忆效应，记忆效应又称残留效应，是指试液喷雾停止后，立即用蒸馏水喷雾，仪器读数返回至零点或基线的时间，记忆效应小，仪器返回零点或基线时间短，则测定的精密度高、准确度好。

燃烧器：作用是产生火焰，使进入火焰的试样气溶胶蒸发和原子化，一个良好的燃烧器应具有原子化效率高、噪声小、火焰稳定等特点。

火焰：燃气和助燃气在雾化室中预混合后，在燃烧器缝口点燃形成火焰。燃烧火焰由不同种类的气体混合产生，火焰的组成关系到测定的灵敏度、稳定性和干扰等。因此对不同的元素，应选择不同的恰当的火焰。燃气和助燃气种类、流量不同，火焰的最高温度也不同。

原子吸收光谱法中最常用的是乙炔-空气火焰，火焰温度较高，燃烧稳定，具有较好的原子化能力，噪声小，重现性好，燃烧速度适当，能为 35 种以上元素充分原子化提供最适宜的温度。此外，应用较多的还有乙炔-氧化亚氮火焰、氢-空气火焰。

火焰原子化器的优点是：①结构简单，操作方便，应用较广；②火焰稳定，重现性及精密度较好。缺点是：①雾化效率低，原子化效率低（一般低于 30%）；②气态原子在火焰吸收区中停留的时间很短，约 10^{-4} s，通常只可以液体进样；③因使用大量载气，气体起到稀释作用，使原子蒸气浓度降低，因而限制了其灵敏度和检测限。

（2）非火焰原子化器

非火焰原子化器种类很多，发展也很快，主要有石墨炉原子化器、化学原子化器、阴极溅射原子化器、激光原子化器、等离子炬原子化器等，前两种应用较多。

石墨炉原子化器：用电热能提供能量实现元素的原子化。在各种石墨炉原子化器中，最常用的是管式石墨炉原子化器，由电源、保护系统、石墨管炉等三部分组成。

石墨炉原子化过程分为四个阶段，即干燥、灰化、原子化和净化。干燥的目的是蒸发除去试样中的溶剂，以避免溶剂的存在导致灰化和原子化过程飞溅。灰化的目的是在不损失待测元素的前提下，尽可能除去试样中的溶剂及其他有机物，起到减少干扰物质、富集待测物质的作用。原子化的目的是使待测元素的化合物蒸发汽化，然后解离为基态原子。净化也称除残，是在样品测定结束后，用比原子化阶段稍高的温度加热，以除去样品残渣，净化石墨炉，减少因样品残留所产生的记忆效应，以便下一个试样的分析。

石墨炉原子化法的优点是：①原子化效率和测定灵敏度都比火焰法高得多，绝对检出限可达 10^{-14}～10^{-12} g 数量级；②原子化温度高，可用于分析较难挥发和原子化的元素；③试样用量少，液体试样一般 1～50μl，固体试样 0.1～10mg，均可直接进样，操作安全。缺点是：①基体效应和化学干扰较大，背景较强；②测定的精密度比火焰原子化法低；③仪器装置较复杂，价格较贵，需要水冷却。

低温原子化法：指利用化学反应将样品溶液中的待测元素以气态原子或化合物的形式与反应液分离，引入分析区进行测定，又称化学原子化法。其原子化温度由室温到数百摄氏度之间，常用的有汞低温原子化法及氢化物原子化法。

① 汞低温原子化法：也称冷蒸气吸收法，只能测定汞元素。现已有专门的测汞仪出售。

② 氢化物原子化法：主要适用于 Ge、Sn、Pb、As、Sb、Bi、Se 和 Te 等元素的测定。这些元素在酸性条件下还原形成极易挥发与分解的氢化物，如 AsH_3、SnH_4、BiH_3 等，氢化物经载气送入石英管进行原子化与测定。氢化物原子化法检出限要比火焰法低 1～3 个数量级，有很高的测定灵敏度，且基体干扰少。

3. 单色器

单色器由入射狭缝、反射镜和色散元件组成，其作用是将所需要的共振吸收线分离出来。由于原子吸收谱线本身比较简单，光谱仪采用锐线光源，吸收值测量采用峰值吸收测定法，因而对单色器分辨率的要求不是很高。单色器的关键部件是色散元件，现多用光栅。单色器置于原子化器与检测器之间（是与分子吸收分光光度计主要不同点之一），防止原子化器内的辐射干扰进入检测器，也避免了光电倍增管疲劳。

4. 检测系统

主要由检测器、放大器、计算机光谱工作站等组成。常用光电倍增管、电感耦合器件（CCD）等作检测器，其作用是将经过原子蒸气吸收和单色器分光后的微弱信号转换为电信号。放大器的作用是将光电倍增管转换的电信号放大，计算机光谱工作站对数字信号进行采集、处理与显示，并对光谱仪各系统进行自动控制（图 4-5）。

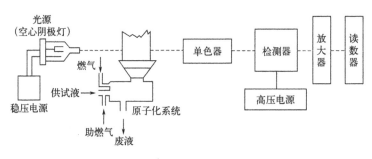

图 4-5 原子吸收光谱仪基本构造示意图

5. 原子吸收光谱仪的类型

原子吸收光谱仪的类型较多，按光束分类有单光束型和双光束型；按波道数目分类有单道、双道和多道型；按调制方法分类有直流型和交流型。下面介绍几种常用的类型。

单道原子吸收光谱仪器结构简单，仅有一个空心阴极灯、一个单色器和检测器。当外光路仅有一束光时为单光束原子吸收光谱仪，共振线在传播过程中辐射能损失小，单色器能获得较大亮度，因而灵敏度较高，应用广泛。但由于光源辐射不稳定，易造成基线漂移，元素灯往往要充分预热 20～30min，测量中还需校正基线。

双光束原子吸收光谱仪由光源发出的共振线被切光器分成两束光，一束通过试样被吸收（S 束），另一束作为参比（R 束）不通过原子化器，两束光交替进入单色器和检测器。由于检测系统输出的信号是这两束光的信号差，光源的任何漂移及检测器灵敏度的变动，都将由此而得到补偿，其稳定性和检出限均优于单光束型仪器，但仍不能消除原子化系统的不稳定和背景吸收。

双道原子吸收光谱仪器有两个不同的光源、两个单色器、两个检测显示系统，可以同时测定两种元素。其中双道双光束原子吸收光谱仪能消除光源强度波动的影响及原子化系统的干扰，准确度高，稳定性好。

此外，还有多道双光束型仪器，可用来对 3 种或 3 种以上元素进行同时测定。

（四）在海洋中药质量控制中的应用

1. 牡蛎中矿物元素的含量分析

【含量测定】

精确称取 3.50g 样品，置于聚四氟乙烯消解罐中，加入 5ml 硝酸，放入微波消解仪中，分 3 个阶段的升温程序进行消解。消解完毕后冷却至室温，取出消解罐将消解液转移并定容到 50ml 容量瓶中，溶液呈澄清淡黄色，并做空白。标准曲线分别测定 Na、Cu、Zn、Fe、Pb、Sr、Mn、Ca 8 种元素的标准系列液，并绘制标准工作曲线，标准液浓度及线性回归方程见表 4-1。结果表明：相关系数均大于 0.9991，线性关系良好。

表 4-1　各元素的线性回归方程和相关系数

元素	浓度/(mg/L)						线性回归方程	相关系数
Na	0.00	5.00	10.00	15.00	20.00	25.00	$y = 0.016\,1x + 0.006\,6$	0.999 4
Cu	0.00	1.00	2.00	3.00	4.00	5.00	$y = 0.019\,6x + 0.000\,4$	0.999 9
Zn	0.00	1.00	2.00	3.00	4.00	5.00	$y = 0.173\,2x + 0.004\,9$	0.998 9
Fe	0.00	2.00	4.00	6.00	8.00	10.00	$y = 0.029\,7x + 0.003\,4$	0.999 3
Pb	0.00	1.00	2.00	3.00	4.00	5.00	$y = 0.008\,0x + 5e \times 10^{-5}$	0.999 8
Sr	0.00	0.05	0.10	0.15	0.20	0.25	$y = 0.027\,3x - 4e \times 10^{-5}$	0.999 8
Mn	0.00	0.20	0.40	0.60	0.80	1.00	$y = 0.053\,5x - 1e \times 10^{-5}$	0.999 7
Ca	0.00	4.00	8.00	12.00	16.00	20.00	$y = 0.015\,0x + 0.005\,4$	0.999 2

为考察方法的可靠性，分别采用湿法消解、干法灰化和微波消解前处理方法处理完整牡蛎，以 Na、Cu、Zn、Fe、Pb、Sr、Mn、Ca 为测定指标，研究方法的精密度（测定次数 $n = 6$）和加标回收率，结果见表 4-2。

表 4-2　精密度及回收率试验结果

元素	湿法消解		干法灰化		微波消解	
	回收率/%	RSD/%	回收率/%	RSD/%	回收率/%	RSD/%
Na	103.12	0.12	93.25	0.88	98.57	0.28
Cu	102.67	1.33	95.89	1.53	100.48	1.04
Zn	95.44	0.21	95.01	1.27	98.57	0.95
Fe	103.78	2.68	92.84	5.93	101.01	1.73
Pb	99.13	—	98.75	—	102.50	—
Sr	104.48	3.68	93.17	5.18	97.44	2.04
Mn	102.20	1.99	97.56	3.86	104.33	1.64
Ca	105.42	3.57	90.34	4.77	96.89	3.04

由表 4-2 可知，以上 3 种前处理方法均有较好的测定精密度，相对标准偏差（RSD）均在 6％以内。其中，微波消解的精密度明显好于干法灰化和湿法消解，原因可能是微波消解处理样品时，整个体系是密封的，外界环境对其影响比较小。而湿法消解在处理样品时，需要用较多的混合酸，消化过程产生大量的酸雾，且易产生爆沸，因此试剂空白值偏高，较容易引起误差，精密度相对略低。采用湿法消解、干法灰化和微波消解 3 种不同样品前处理方法测定 8 种微量元素的加标回收率均在 90.34％～105.42％之间，其中微波消解对应的加标回收率为 96.89％～104.33％，较其他两种处理方法有较高的准确度。

用 3 种前处理方法处理样品，测定完整牡蛎及其内脏的 Na、Cu、Zn、Fe、Pb、Sr、Mn、Ca 8 种元素含量，结果见表 4-3。

表 4-3　牡蛎中微量元素的测定结果

元素	完整牡蛎中含量/(μg/g)			牡蛎内脏中含量/(μg/g)		
	湿法消解	干法灰化	微波消解	湿法消解	干法灰化	微波消解
Na	1301.25	1297.99	1302.81	1341.94	1342.90	1340.94
Cu	28.46	24.69	28.41	42.47	40.16	44.44
Zn	71.34	70.87	71.83	73.23	68.11	74.33
Fe	31.46	27.61	31.15	41.71	38.54	43.34
Pb	—	—	—	—	—	—
Sr	1.32	1.45	1.52	1.01	1.08	1.24
Mn	5.22	5.09	6.07	5.62	5.37	6.42
Ca	581.94	404.66	506.74	355.27	164.71	315.06

由表 4-3 可以看出牡蛎富含 Na、Cu、Zn、Fe、Sr、Mn、Ca，其中 Ca、Zn 含量较高，居于大连地区常见海产贝类之首。通过比较完整牡蛎和内脏牡蛎两组数据，可以得到以下结论：牡蛎内脏中 Na、Zn 和 Mn 的含量略高于完整牡蛎的含量，Cu、Fe 的含量明显高于完整牡蛎中的含量，Sr 的含量略低于完整牡蛎中的含量，而完整牡蛎中 Ca 的含量明显高于内脏中的含量。

比较 3 种前处理方法的测定结果表明：3 种前处理方法对 Na 元素的测定结果无明显影响；湿法消解和微波消解两种处理方法测定的 Cu、Zn、Fe 的含量十分接近，均高于干法灰化；微波消解测定的 Sr 和 Mn 元素的含量均略高于其他两种消解方法；3 种消解方法对 Ca 元素的测定结果影响显著，湿法消解测定的 Ca 含量最高，微波消解次之，干法灰化最低。干法灰化的结果明显偏低，这可能是因为高温灰化容易造成易挥发和易氧化元素的损失，影响测定结果的准确度。

2. 海螵蛸中矿物元素的含量分析

【含量测定】用火焰原子吸收光谱法测定海螵蛸中矿物元素（Ca、Mg、K、Cu、Zn、Mn、Cr、Co、Ni、Fe、Si、Al、Pb、As 和 Cd）的含量，并对结果进行分析比较，发现人体必需的重要矿物元素 Zn、Fe、Mn、Cu 含量均较高。另外，样品中还检出微量有毒元素铅、砷和镉。

3. 海带中矿物元素的含量分析

【含量测定】Cd 和 Pb 为两种常见的有害重金属，在海带中的含量也较高。以海带活藻体为研究对象，利用原子对固有波长光的吸收，分别采用火焰原子吸收（FAAS）和石墨炉原子吸收（GFAAS）进行测定，研究其对 Cd、Pb 的吸附能力及金属 Ca、Mg、Zn 对 Cd 和 Pb 吸附能力的影响。

4. 藻类植物中铝及其他金属元素的含量分析

【含量测定】以 309.3nm 作为测定波长，灯电流为 18mA，狭缝宽度为 0.7nm，进样体积为 20μL，通过升温程序，建立微波消解-石墨炉原子吸收光谱法测定海藻中铝的方法。另外，采用火焰原子吸收光谱法测定了谷粒马尾藻、鼠尾藻、海青菜、葡枝马尾藻、裙带菜、大叶藻、矾石鸡冠藻（红、白）这 8 种藻类植物中钙、镁、铁、锰、铜、锌、钾 7 种元素的含量。结果表明，这些海藻中含有较丰富的钙、镁、铁、钾元素，而铜、锰、锌元素含量相对较少；钙元素的含量最为丰富，铜的含量最少，为这些藻类植物的食用、药用以及饲养价值提供了依据。

5. 海藻中砷的含量分析

【含量测定】海藻试样经 5％ HCl 超声波提取后，用甲苯进行提取分离，在酸性介质中，试样提取液中无机砷与硼氢化钾反应生成挥发性砷的氢化物（AsH_3），以 Ar 为载气，将氢化物导入电热石英原子化器中原子化，基态砷原子会吸收特定波长的光，其吸光度与砷含量成正比，采用氢化物发生-原子吸收法测定海藻类产品中无机砷含量。方法精密度高，回收率好，干扰小，方法简便，可作为此类样品的测定方法。

6. 珍珠中微量钙、铜的含量分析

【含量测定】钙标准液及铜标准液在岛津 AA-6300 火焰-原子吸收分光光度计上测定，得钙、铜标准工作曲线，再分别测定淡水珍珠和海水珍珠，测定得到淡水及海水培养珍珠中微量铜的含量相差不大，以及珍珠对铜的利用受培养环境波动的影响不大。在天然物质中微量及痕量元素共存时，以火焰原子吸收法测定较好，结果也较为理想。

三、荧光光谱法

（一）概述

早在 16 世纪，人们观察到当用紫外线和可见光照射到某些物质时，这些物质就会发出不同强度和不同颜色的光，当照射停止时，物质发出的光也随之很快消失。1852 年，Stokes 在考察奎宁和叶绿素的荧光时，观察到其发出的荧光波长比入射光的波长稍长，判明荧光是物质在吸收光能后重新发射的不同波长的光，而不是由光漫射引起的。这种由某些物质分子吸收了相应的能量被激发至较高能量的激发态后，在返回基态的过程中伴随着光辐射的现象称为分子发光。依据激发的模式不同，分子发光可分为光致发光、热致发光、场致发光和化学发光等。分子通过吸收光能而被激发所产生的发光现象

称为光致发光；受激发后的发光体在停止发光后，对其加热升温又继续发光并逐渐加强的现象称为热致发光（热释发光）；在电场激发下将电能直接转换为光能的发光现象称为场致发光（电致发光）；基于化学反应所提供的化学能使分子激发而发光的现象称为化学发光。光致发光按激发态的类型不同又分为荧光和磷光两种。

荧光分析法（fluorometry）是根据物质的荧光谱线位置及其强度进行物质鉴定和含量测定的方法。如果待测物质是分子称为分子荧光，如果待测物质是原子，则称为原子荧光。本节仅介绍分子荧光分析法（molecular fluorometry）。荧光分析法具有灵敏度高、选择性好、工作曲线线性范围宽等优点，其灵敏度比吸收光度法高 2～3 个数量级，在医药和临床分析中应用较广泛。

（二）原理

1. 分子荧光的产生

分子中具有一系列严格分立相隔的能级。分子中电子的运动状态除了电子所处的能级外，还包含电子的多重态，用 $M = 2s + 1$ 表示，分子荧光的产生为各电子自旋量子数的代数和，其数值为 0 或 1。根据 Pauli 不相容原理，分子中同一轨道所占据的两个电子必须具有相反的自旋方向，即自旋配对。若分子中所有电子都是自旋配对的，则 $s = 0$，$M = 1$，该分子便处于单重态（singlet state），用符号 S 表示。大多数有机化合物分子的基态都处于单重态。基态分子吸收能量后，若电子在跃迁过程中不发生自旋方向的变化，仍然是 $M = 1$，分子处于激发的单重态，用符号 S^* 表示；如果电子在跃迁过程中伴随着自旋方向的变化，这时分子中便具有两个自旋不配对的电子，即 $s = 1$，$M = 3$，分子处于激发的三重态（triplet state），用符号 T_i^* 表示。激发单重态与三重态的区别在于电子自旋方向不同，以及三重态的能级较单重态稍低一些。

由于激发光能量不同，分子中电子可分别跃迁到第一电子激发单重态（S_1^*）和第二电子激发单重态（S_2^*）等，体系从基态到单重态的跃迁，同时伴随着振动能级的跃迁，产生相应的分子紫外-可见吸收光谱。从基态到三重态的跃迁，是一种禁阻跃迁，但单重态可通过系统间交叉跃迁（体系间的跨越），改变电子自旋方向，跃迁到相应的三重态（$S_1^* \rightarrow T_1^*$），如图 4-6 所示。处于激发态的分子是不稳定的，它可通过辐射跃迁和非辐射跃迁的形式释放多余的能量而返回基态。辐射跃迁主要涉及荧光、延迟荧光或磷光的发射；非辐射跃迁是指以热的形式释放多余的能量，包括振动弛豫、内部能量转换、体系间跨越及外部能量转换等过程。

（1）振动弛豫（vibrational relaxation）：指处于激发态的分子将多余的振动能量传递给介质而衰变到同一电子能级的最低振动能级的过程，属于非辐射

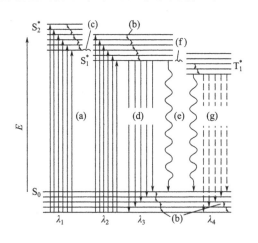

图 4-6　荧光和磷光产生的示意图

（a）吸收；（b）振动弛豫；（c）内部能量转换；（d）荧光发射
（e）外部能量转换；（f）体系间跨越；（g）磷光发射

跃迁。振动弛豫过程的速率极大，在 $10^{-14} \sim 10^{-12}$ s 内即可完成。

（2）内部能量转换（internal conversion）：简称内转换，指激发态由高电子能级以非辐射跃迁方式转移至低电子能级的过程。如图 4-6 中 S_2^* 的较低振动能级与 S_1^* 的较高振动能级的势能非常接近，内转换过程（$S_2^* \rightarrow S_1^*$）很容易发生。

（3）荧光发射（fluorescence emission）：指处于激发单重态的电子经振动弛豫及内转换后到达第一激发单重态的最低振动能级后，以辐射的形式跃迁回基态的各振动能级的过程。因振动弛豫和内转化损失了部分能量，导致荧光的波长比激发光波长要长。发射荧光的过程为 $10^{-9} \sim 10^{-7}$ s。

（4）外部能量转换（external conversion）：简称外转换，指激发态分子与溶剂分子或其他溶质分子相互碰撞，并发生能量转移的过程。外转换使荧光或磷光的强度减弱甚至消失，这种现象称为淬灭或熄灭。

（5）体系间跨越（intersystem crossing）：指不同多重态之间的非辐射跃迁。它涉及受激发电子自旋状态的改变，这种跃迁是禁阻的（因不符合光谱选律，跃迁概率很低，称之为禁阻跃迁）。但如果两个能态的能层有较大重叠时，如图 4-6 中 S_1^* 的最低振动能级与 T_1^* 的较高振动能级重叠，就有可能发生体系间跨越（$S_1^* \rightarrow T_1^*$）。含有重原子（如碘、溴等）的分子中，体系间跨越最为常见，原因是原子的核电荷数高，电子的自旋与轨道运动之间的相互作用大，有利于电子自旋反转的发生。溶液中存在氧分子等顺磁性物质也能增加体系间跨越的发生，使荧光减弱。

（6）磷光发射（phosphorescence emission）：指激发态分子经过体系间跨越到达激发三重态后，经过迅速的振动弛豫而跃迁至第一激发三重态的最低振动能级上，然后以辐射形式跃迁回基态的各振动能级的过程。磷光的寿命比荧光长，为 $10^{-4} \sim 10$s。由于分子间相互碰撞以及溶剂间作用和各种淬灭效应等因素的影响，使三重态以非辐射过程失活转移至基态，所以在室温下溶液很少呈现磷光，必须采用液氮冷冻条件下才能检测到，因此磷光法不如荧光分析法应用普遍。

2. 激发光谱与荧光光谱

通过测量荧光体的强度随激发光波长的变化而获得的光谱，称为激发光谱（excitation spectrum）。而通过测量荧光体的强度随发射光波长的变化而获得的光谱，则称为荧光光谱（fluorescence spectrum）或称发射光谱（emission spectrum）。固定荧光波长（λ_{em}），改变激发光波长（λ_{ex}），测定相应的荧光强度（F），以 λ_{ex} 为横坐标，F 为纵坐标作图，便可得到荧光物质的激发光谱（F-λ_{ex} 曲线）。同理固定 λ_{ex}，可得到荧光光谱（F-λ_{em} 曲线）。硫酸奎宁的激发光谱及荧光光谱如图 4-7 所示。激发光谱和荧光光谱可用于荧光物质的鉴别，并作为选择测定波长的依据。

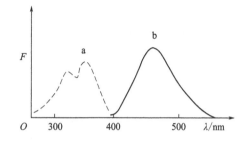

图 4-7　硫酸奎宁的激发光谱（a）和荧光光谱（b）

3. 荧光光谱特征

（1）斯托克斯频移（Stokes shift）

在荧光溶液中，分子的荧光发射波长总是比相应的激发光的波长长。这种现象因斯托克斯（Stokes）在1852年首次观察到而得名。处于激发态的分子因振动弛豫等原因损失了部分能量，同时激发态分子与溶剂分子的相互作用也会使其能量损失，因而产生了发射光谱波长的位移。这种位移表明在荧光激发和发射之间产生了能量损失。

（2）荧光光谱的形状与激发波长无关

一般情况下，用不同波长的激发光来激发荧光分子，得到的荧光发射光谱的形状基本相同。这是因为荧光分子无论被激发到哪个激发态，都会因内转换和振动弛豫等过程下降至第一激发态的最低振动能级，然后发射荧光。因此荧光光谱的形状与激发波长无关。

（3）荧光光谱与激发光谱成镜像关系

从图4-7可以看出激发光谱与荧光光谱的形状相近似，两者之间存在着"镜像对称"关系，但形状有所差别。

4. 荧光效率

荧光物质不会将全部吸收的光能都转变成荧光，总是或多或少地以其他形式释放。因此，不同物质发射荧光的强弱是不同的，通常用荧光效率来描述荧光物质的发射能力。

荧光效率（fluorescence efficiency），也称为荧光量子产率（fluorescence quantum yield），是指物质发射荧光的量子数与所吸收的激发光量子数的比值，用 φ_f 表示。

$$\varphi_f = \frac{\text{发射荧光的光量子数}}{\text{吸收激发光的光量子数}} \tag{4-10}$$

式中，$0 \leqslant \varphi_f \leqslant 1$。例如荧光素钠在水中 $\varphi_f = 0.92$；在乙醇中蒽 $\varphi_f = 0.30$、菲 $\varphi_f = 0.10$ 等。不少荧光效率低的物质，虽然有强的紫外吸收，但所吸收的能量以非辐射跃迁的形式释放而返回基态，所以没有荧光发射。

5. 荧光寿命

荧光寿命（fluorescence lifetime）指除去激发光源后，荧光强度降低到最大荧光强度的1/e所需的时间，用 τ_f 表示。

6. 分子结构与荧光的关系

能够发射荧光的物质应同时具备两个条件：强的紫外可见吸收和一定的荧光效率。分子结构对荧光强弱起决定作用。

（1）共轭结构

共轭体系越长，λ_{ex} 和 λ_{em} 向长波方向移动，荧光强度也会增大。如苯、萘、蒽三个化合物的结构与荧光的关系如下：

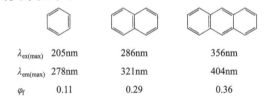

$\lambda_{ex(max)}$	205nm	286nm	356nm
$\lambda_{em(max)}$	278nm	321nm	404nm
φ_f	0.11	0.29	0.36

（2）分子的刚性平面结构

一般说来，荧光物质的刚性和共平面性增加，荧光效率越大，荧光波长发生长移。例如：芴与联二苯在相同的测定条件下，荧光效率分别为 1.0 和 0.2，主要是由于接入了亚甲基使芴的刚性和共平面性增大。萘与维生素 A 都具有 5 个共轭 π 键，而前者为平面结构，后者为非刚性结构，因而前者的荧光强度为后者的 5 倍。

（3）取代基的影响

取代基的性质对荧光体的荧光特性和强度均有影响，可分为三种情况。第一种是给电子取代基，可使荧光加强，如—OH、—OR、—NH_2、—NHR、—NR_2、—CN 等，由于这些基团上的 n 电子云与芳环的 π 电子形成 p-π 共轭，扩大了共轭体系，例如苯胺和苯酚的荧光较苯强；第二种是吸电子基团，可使荧光减弱或熄灭，如—COOH、—C═O、—NO_2、—NO、—$NHCOCH_3$、—SH 及卤素等；第三种是与电子共轭体系作用较小的取代基，对荧光影响不明显，如—SO_3H、—NH_3^+、—R 等。

7. 影响荧光强度的外部因素

分子所处的外界环境，如溶剂、温度、介质酸度及其他因素都会影响荧光效率。

（1）溶剂的影响

在不同的溶剂中，同种物质的荧光光谱位置和强度均可能会有显著差别。增大溶剂极性，可使 π→π* 跃迁吸收带长移，从而使荧光光谱向长波方向移动，荧光强度增加。降低溶剂黏度，可以增加溶质分子间碰撞机会，使非辐射跃迁增加而荧光减弱。

（2）温度的影响

一般情况下，随着温度的增高，荧光物质溶液的荧光效率及荧光强度将降低。这是因为温度增加时，分子运动速度加快，分子间碰撞的概率增加，使非辐射跃迁增加导致荧光效率降低。

（3）pH 值的影响

如果荧光物质是弱酸或弱碱，溶液 pH 值的改变将对该物质的荧光产生很大的影响。因为在不同酸度介质条件下，荧光物质的存在形式不同，从而具有不同的荧光。

（4）散射光的影响

光照射样品时，大部分光线透过溶液，小部分光线因光子和物质分子相碰撞，使光子的运动方向发生改变而向不同角度散射，这种光称为散射光。散射光可分为两种。若光子和物质分子相碰撞，不发生能量的交换，光子的频率并未改变，只是光子运动方向发生改变，这种散射光称为瑞利光。当入射光和样品分子发生的碰撞中，有部分光子和物质分子发生非弹性碰撞，在光子运动方向发生改变的同时，光子与物质分子发生能量的交换，光子把部分能量转移给物质分子或从物质分子获得部分能量，光子的频率发生改变，发射出比入射光稍长或稍短的光，这种散射光称为拉曼光。散射光，尤其是拉曼光，对荧光测定有干扰，选择适当的激发波长可消除。

（5）荧光熄灭剂的影响

荧光熄灭又称荧光淬灭，是指荧光物质分子与溶剂分子或溶质分子之间所发生的导致荧光强度下降的现象。能与荧光物质分子发生相互作用而引起荧光强度下降的物质，称为荧光熄灭剂。常见的荧光熄灭剂有卤素离子、重金属离子、氧分子、硝基化合物、重氮化合物以及羰基化合物等。引起溶液中荧光熄灭的原因很多，机理也很复杂。主要类型有：①碰撞淬灭；②生成化合物的淬灭，也称为静态淬灭；③能量转移淬灭；④氧的淬灭；⑤转入三重态的淬灭；⑥浓度过大引起的自淬灭。荧光熄灭（淬灭）会使荧光分析产生误差。但是，若一种荧光物质在加入熄灭剂后，荧光强度的减弱与熄灭剂的浓度呈线性关系，则可利用该性质测定荧光熄灭剂的浓度，这种方法称为荧光熄灭（淬灭）法。

（三）仪器

常见的荧光分光光度计按单色器不同分为 3 类，即滤光片荧光分光光度计、滤光片-光栅荧光分光光度计和双光栅荧光分光光度计。目前应用较多的是双光栅荧光分光光度计（简称荧光分光光度计）。荧光分光光度计也是由光源、单色器、样品池、检测器和信号显示记录器 5 部分组成的。

1. 光源

采用氙灯作光源，能发射出强度大，在 250～700nm 范围内的连续光谱，而且在 300～400nm 波段内的谱线强度几乎相等。

2. 单色器

多采用两个光栅单色器。第一个为激发单色器，置于样品池前，用于选择激发光的波长；第二个为发射单色器，置于样品池和检测器之间，用于选择荧光发射波长，并消除其他杂散光的干扰。溶液中荧光物质被入射光激发后，可以在样品池的各个方向观察荧光信号。但由于激发光一部分被透过，故在透射光的方向进行观察并不适宜。一般是在与透射光垂直的方向观测，即两个单色器与样品池呈直角状态。这种荧光计既可获得激发光谱，又可获得荧光光谱，还可测量某波长处的荧光强度。

3. 样品池

荧光分析的样品池通常用弱荧光的石英材料做成，四面均为磨光透明面，厚度为 1cm。

4. 检测器

荧光的强度一般较弱，要求检测器具有较高的灵敏度。荧光分光光度计多采用光电倍增管检测。近年采用的电荷耦合器件（charge-coupled device，CCD）是一种多通道检测器，具有光谱范围宽、灵敏度高、噪声低、线性动态范围宽的特点。

5. 信号显示记录器

用于自动控制和显示荧光光谱及各种参数。现代的荧光分光光度计装备有计算机光谱工作站，可对数字信号进行采集、处理与显示，并对各系统进行自动控制。

（四）在海洋中药质量控制中的应用

1. 海带中昆布素的含量分析

【含量测定】目的：利用海带中的昆布素与苯胺蓝能特异性结合的特点，建立昆布素含量的荧光快速检测方法。方法：在昆布素解旋过程中加入 70μl 3mol/L 的 NaOH 能使昆布素-苯胺蓝荧光复合物具有最大的荧光信号，通过三维荧光扫描，确定昆布素-苯胺蓝荧光复合物的最佳激发和发射波长分别为 398nm 和 502nm。结果：海带中昆布素的最佳提取条件是，置于稀盐酸（pH 为 1）溶液中于 25℃下提取 4h，90％乙醇沉淀；该测定方法具有较高的精密度（RSD 为 2.52％）和稳定性（RSD 为 2.09％），昆布素-苯胺蓝荧光复合物浓度与其荧光值正相关（$R^2 = 0.9994$），检测范围为 20～80mg/L。结论：该法简便和快速，是昆布素含量有效的检测手段。

对昆布素-苯胺蓝荧光复合物进行三维荧光扫描，图 4-8 为其三维荧光谱图，可以看出在激发波（EX）波长 300～450nm，发射波（EM）波长 300～600nm 范围内有一强峰，其对应值即最佳激发和发射波长，分别为 398nm 和 502nm。为了确定苯胺蓝对昆布素染色反应最佳条件，在昆布素解旋过程中分别加入不同体积的 NaOH（3mol/L）溶液，在激发波波长 398nm、发射波波长 502nm 条件下测定荧光信号，其相关结果见图 4-9。

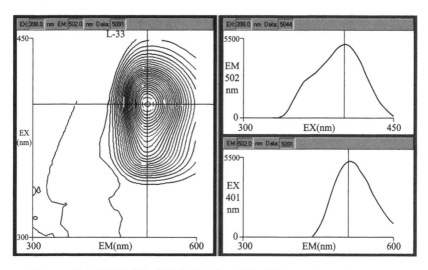

图 4-8　昆布素标准品与苯胺蓝复合物三维荧光图（65μl 3mol/L NaOH）

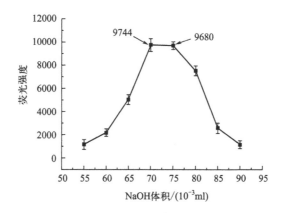

图 4-9　昆布素解旋过程加入不同体积 NaOH（3mol/L）对二维荧光信号强度的影响

从图 4-9 可以看出加入 70μl NaOH（3mol/L）后得到的荧光信号最强，达到了 9744。

而加入过多或过少的 NaOH 都会使荧光信号迅速减弱，由此可以推断合适的碱性条件对昆布素-苯胺蓝复合物的信号测定起到非常重要的作用。即在此碱性条件下，昆布素的三股螺旋转变为单股螺旋，最大限度地与苯胺蓝染料结合生成荧光复合物。

配制系列浓度的昆布素标准品溶液，以上述确定的最佳荧光染色条件（加入 70μl 3mol/L NaOH 进行解旋）与苯胺蓝反应生成荧光复合物，在激发波波长 398nm，发射波波长 502nm 下检测荧光信号强度。昆布素浓度与荧光信号呈线性相关，在浓度 20～80mg/L 范围内，昆布素浓度与荧光强度线性关系良好，R^2 达到了 0.9994，其回归方程为 $A = 5.2034C - 4.9$，式中 C 为昆布素的浓度，A 为昆布素苯胺蓝荧光复合物信号强度（EX398/EM502）。将标准品溶液稀释至低浓度，测得其检出限为 0.75mg/L。根据重复测定 6 次测定的结果，计算 RSD 为 2.52%，说明该方法重复性良好。根据样品染色后 0、8、16、24h 分别进行测定的结果，计算出其相对标准偏差 RSD 为 2.09%，说明昆布素的苯胺蓝荧光复合物在 24h 内化学性质稳定。

将海带多糖粗样品通过所建立的昆布素含量测定方法，计算得到不同提取条件下昆布素的含量（表4-4）。在设计四因素三水平正交试验中，9 组实验结果显示 10g 干海带中昆布素的提取量在 15.3mg 到 67.5mg 之间；根据极差分析，pH 对昆布素提取效率影响最大；昆布素提取的最佳提取条件是：稀盐酸（pH 为 1）溶液于 25℃下提取 4h，提取液用 90% 的乙醇进行沉淀，在此条件下，进行了 10g 干海带昆布素的提取，含量达到 70.1mg。

表 4-4　昆布素提取正交试验与结果

试验号	因素				昆布素含量/mg
	A 温度/℃	B 时间/h	C pH	D 乙醇浓度/%	
1	25	2	5	50	31.9
2	25	4	3	70	19.9
3	25	6	1	90	67.5
4	40	2	3	90	15.5
5	40	4	1	50	54.5
6	40	6	5	70	20.6
7	60	2	1	70	38.9
8	60	4	5	90	42.2
9	60	6	3	50	25.6
均值 k1	39.8	28.8	31.6	37.3	
均值 k2	30.2	38.9	20.4	26.5	
均值 k3	35.6	37.9	53.7	41.7	
极差	9.80	10.1	33.3	15.3	
最优水平	A_1	B_2	C_3	D_3	

2. 海藻中硒的含量分析

【含量测定】海藻产品中含有多种无机元素硒、钙、镁、铁、锌、铜等，可采用荧光分光光度法测定海藻产品中的硒含量，于海藻消化液中加 20ml EDTA 混合液，用氨水（1+1）或盐酸调至淡红橙色（pH1.5～2.0），在暗室中，加 2.5ml 2,3-二氨基萘（DAN）试剂混匀。置沸水浴中煮 5min 取出立即冷却，加 3ml 环己烷振摇 100 次，于激发波长 376.3nm、发射波长 520nm 处测定苯硒脑的荧光强度。该方法简便、快速、灵敏度高和精确度好。

3. 石莼、马尾藻等海洋生物中谷胱甘肽的含量分析

【含量测定】荧光法测定海洋生物中还原型谷胱甘肽（GSH）的含量具有快速、简便和准确等优点，利用邻苯二甲醛与 GSH 反应构成的荧光体系，在激发波长为 365nm，发射波长为 425nm 的条件下，测得 10 种海洋生物中谷胱甘肽的含量为：红笛鲷（*Lutjanus sanguineus*）0.399mg/g，银鲳（*Pampus argenteus*）0.352mg/g，大海鲢（*Megalops cyprinoides*）0.561mg/g，尖紫蛤（*Sanguinolaria acuta*）0.289mg/g，菲律宾蛤仔（*Ruditapes philippinarun*）0.287mg/g，墨吉对虾（*Penaeus merguiensis*）0.892mg/g，凡纳滨对虾（*Litopenaeus vannamei*）1.434mg/g，囊藻（*Colpomenia sinuosa*）0.221mg/g，石莼（*Ulva lactuca* L）0.727mg/g，马尾藻（*Sargassum muticum*）0.137mg/g。

四、红外光谱法

1. 概述

红外吸收光谱法（infrared absorption spectroscopy，IR）是以连续波长的红外线为光源照射样品，引起分子振动能级之间跃迁，而产生红外吸收光谱，根据化合物的红外吸收光谱进行定性、定量及结构分析的方法，简称红外光谱法。红外光是指波长在 0.76～1000μm 范围内的电磁辐射，通常习惯上将红外线划分为近红外区（波长 0.76～2.5μm，波数 13158～4000cm^{-1}）、中红外区（波长 2.5～25μm，波数 4000～400cm^{-1}）、远红外区（波长 25～1000μm，波数 400～10cm^{-1}），其中中红外区是研究分子振动能级跃迁最多、应用最广的区域。除部分光学异构体及长链烷烃同系物外，几乎没有两个化合物具有相同的红外光谱，据此可以对化合物进行定性和结构分析；化合物对红外辐射的吸收程度与其浓度的关系符合郎伯-比尔定律，是红外分光光度法定量分析的依据。

常用术语有如下几种。

基频峰：分子吸收一定频率的红外线，由振动基态（$V=0$）跃迁至第一激发态（$V=1$）时，产生的吸收峰。

泛频峰：吸收一定频率的红外线后，分子振动能级由基态（$V=0$）跃迁至第二激发态（$V=2$）、第三激发态（$V=3$）等产生的吸收峰，分别称为二倍频峰、三倍频峰等，这些吸收峰总称为倍频峰，这些峰一般都较弱，除二倍频峰外常观测不到；有些弱峰由两个或多个基频峰的和或差产生，称为合频峰或差频峰。倍频峰、合频峰及差频峰统称为泛频峰。

特征区：波长 2.5～7.69μm，波数 4000～1300cm^{-1} 区段是化学键和基团的特征振动频率区，称为特征区。特征区吸收峰较稀疏，易辨认，每一个吸收峰都和一定的基团相对应，一般可用于鉴定基团的存在。

指纹区：波长 $7.69\sim25\mu m$，波数 $1300\sim400cm^{-1}$ 区段吸收峰的特征性强，可用于区别不同化合物结构上的微小差异，犹如人的指纹，故称为指纹区。指纹区吸收峰强度和位置相似，相互干扰较大，再加上各种弯曲振动的能级差很小，因此该区域的吸收峰密集、复杂多变、不容易辨认。

特征峰：指用于鉴别化学键或基团存在的吸收峰。

相关峰：一组具有相互依存和佐证关系的吸收峰。

简并：振动频率完全相同的吸收峰在红外光谱中重叠的现象称为红外光谱的简并。

非红外活性振动：当振动过程中分子的瞬间偶极矩不发生变化时，不产生红外的吸收，这种现象称为非红外活性振动。

2. 原理

当红外辐射的能量与分子的振动能级差相等时，$E_L=\Delta V \cdot h\nu$ 或 $V_L=\Delta V \cdot \nu$，并且分子振动过程中偶极矩发生变化，就会产生红外吸收。理论上每一个化合物都有其特征的红外光谱，因此，红外光谱具有特征性和指纹性。中红外光谱法主要是利用红外光谱吸收峰的位置、强度及形状来判断化合物的类别、基团的种类、取代类型、结构异构及氢键等，从而推断化合物的结构，同时也可用于化合物的定量分析。

近红外区的光谱吸收带是由有机物质中能量较高的化学键（主要是 CH、OH、NH）在中红外光谱区基频吸收的倍频、合频和差频吸收带叠加而成的。由于近红外区光谱的严重重叠性和不连续性，物质近红外光谱中的与成分含量相关的信息很难直接提取出来并给予合理的光谱解析。新型近红外光谱仪与化学计量学相结合，可以实现近红外光谱解析和定标模型优化，最终实现检品的定性定量分析。利用近红外光谱技术分析样品具有方便、快速、高效、准确和成本较低，不破坏样品，不消耗化学试剂，不污染环境等优点，因此该技术受到越来越多人的青睐。

3. 仪器

（1）傅里叶变换红外光谱仪（FTIR 仪）

FTIR 仪构造：主要由光源、干涉仪、检测器、计算机和记录系统组成。中红外区常用的辐射源有硅碳棒、能斯特灯等；单色器为迈克尔逊干涉仪；检测器多采用热电型和光导型检测器，例如硫酸三苷肽（TGS）单晶薄片检测器、汞镉碲（MCT）检测器。

FTIR 仪原理：由光源发射出的红外线经准直系统变为一束平行光束后进入干涉仪系统，经干涉仪调制得到一束干涉光，干涉光通过样品后成为带有样品信息的干涉光到达检测器，检测器将干涉光信号变为电讯号，再通过模/数转换器送入计算机，由计算机进行傅里叶变换的快速计算，将这一干涉信号所带有的光谱信息转换成以波数为横坐标的红外光谱图。

FTIR 仪主要特点：灵敏度高，分辨率高，测定的光谱范围宽，扫描速度快。

（2）近红外光谱仪

近红外光谱仪器按分光系统可分为固定波长滤光片、光栅色散、快速傅里叶变换、声光可调滤光器和阵列检测五种类型。滤光片型主要作专用分析仪器，由于滤光片数量有限，很难分析复杂体系的样品；光栅扫描式具有较高的信噪比和分辨率，由于仪器中的可动部件（如光栅轴）在连续高强度的运行中可能存在磨损问题，从而影响光谱采集的可靠性，不太适合于在线分析；傅里叶变换近红外光谱仪具有较高的分辨率和扫描速度，这类仪器的弱点同样是干涉仪中存在移动性部件，且需要较严格的工作环境；声光可调滤光器是采用双折射晶体，通过改变射频频率来调节扫描的波长，整个仪器系统无移动部件，扫描速度快，但这类仪器的分辨率相对较低，价格也较高；随着阵列检测器件生产技术的日趋成熟，采用固定光路、光栅分光、阵列检测器构成的 NIR 仪器，以其性能稳定、扫描速度快、分辨率高、信噪比高以及性价比好等特点正越来越引起人们的重视，在与固定光路相匹配的阵列检测器中，常用的有电荷耦合器件（CCD）和二极管阵列（PDA）两种类型，其中 Si 基 CCD 多用于近红外短波区域的光谱仪，InGaAs 基 PDA 检测器则用于长波近红外区域。

4. 海洋中药质量控制中的应用

海洋贝壳类中药饮片

【鉴别】

贝壳类中药是指来源于软体动物门，药用部位为贝壳的一类中药，目前我国《药典》就是以碳酸钙含量为指标，进行贝壳类药材和饮片的质量控制。在实际生活中，市售贝壳类饮片多为粉末或细小薄片状，因此难以采用性状鉴别、一般理化鉴别等方法进行准确鉴定。中国海洋大学海洋药物教育部重点实验室的杨文哲等以《药典》收载的 5 种海洋贝壳类中药饮片为研究对象，采用近红外光谱技术并结合主成分分析法对该类饮片的鉴别进行研究。

（1）材料

DS 2500 型近红外分析仪（丹麦福斯公司）；YP 30001 型电子天平（上海越平科学仪器有限公司）；FW100 型高速万能粉碎机（天津泰斯特仪器有限公司）；101-2AB 型电热鼓风干燥箱（天津泰斯特仪器有限公司）。牡蛎（生）饮片 16 批次、石决明（生）饮片 9 批次、珍珠母（生）饮片 12 批次、瓦楞子（生）饮片 5 批次、蛤壳（生）饮片 9 批次均购自全国各地药店。

（2）样品预处理

分别取各批次样品，粉碎后过 6 号筛（《药典》标准检验筛孔径 0.150mm）；60℃烘箱干燥 6h 后干燥器保存，供近红外光谱分析。

（3）近红外数据采集

分别取各批次样品 30g，放入近红外光谱分析仪的样品池中轻摇使均匀分布，将金属盖轻置于样品池之上，以保证各样品的装样条件一致。采集参数：光谱分辨率 0.5nm，扫描区间 1100～2500nm，检测器为硫化铅检测器，每 1min 扫描 7 个样，光谱采集方式为漫反射。每批次样采集 3 张光谱图，求取平均光谱用于数据的处理。

（4）近红外数据处理

由于该类药材 95% 左右的成分都是碳酸钙等无机盐，5 种海洋贝壳类中药饮片的近红外原始光谱图极其相似，提示仅仅通过原始光谱难以进行定性鉴别。继而采用标准正则变换单核苷酸位点变异（SNV），二阶导数＋Norris 3 点平滑方法对数据进行处理，发现光谱图信息量显著增强，差异增大。

在全谱段范围内，对获得数据进行主成分分析。前 2 个主成分累计方差贡献率达 95％；样品被明显分为 4 组，除蛤壳和瓦楞子分不开外，其他各种药材能得到很好地区分；第一主成分（PC1）贡献率为 87％，牡蛎与其他样品在第一主成分上有明显区别，4236、5263、7142cm^{-1} 等处的载荷系数很大，主要影响第一主成分的抽取，其中 4236cm^{-1} 贡献最大，该处为 CO_3^{2-} 的倍频振动；7142、5263cm^{-1} 分别为 OH 的一级倍频区和组合频区，与样品所含的水分、多羟基化合物等成分相关，以上结果提示第一主成分分析与药材中碳酸钙、水分含量密切相关；瓦楞子、蛤壳与其他样品在 PC2 上有着较大区别，5000、4430cm^{-1} 载荷贡献较大，该区域主要为 NH、CH 的组合频区，推测第二主成分主要反映贝壳类药材中含上述基团的蛋白质等有机物的信息。

五、电感耦合等离子体原子发射光谱法

1. 概述

电感耦合等离子体原子发射光谱法（ICP-AES），是以电感耦合等离子矩为激发光源的光谱分析方法，可进行多元素的同时测定。样品由载气（氩气）引入雾化系统后，以气溶胶形式进入等离子体的中心通道，在高温和惰性气氛中被充分蒸发、原子化、电离和激发，发射出所含元素的特征谱线，根据各元素特征谱线是否存在，鉴别样品中是否含有某种元素（定性分析）；根据特征谱线强度测定样品中相应元素的含量（定量分析）。ICP-AES 具有准确度高和精密度高、检出限低、测定快速、线性范围宽、可同时测定多种元素等优点，已发展为原子光谱分析技术中应用最为广泛的一种，在中药质量及安全性控制方面也日益展现出其优越性。

2. 原理

原子发射光谱分析是根据原子所发射的光谱来测定物质的化学组分。不同的物质由不同元素的原子所组成，而原子都包含着一个结构紧密的原子核，核外围绕着不断运动的电子。每个电子处在一定的能级上，具有一定的能量。在正常的情况下，原子处于稳定状态，它的能量是最低的，这个状态被称为基态。当原子在外界能量的作用下转变成气态原子，并使气态原子的外层电子激发至高能态。当从较高的能级跃迁到较低能级时，原子将释放出多余的能量而发射出特征谱线。对所产生的辐射经过摄谱仪器进行色散分光，按波长顺序记录在感光板上，就可呈现出有规则的谱线，叫光谱图。然后根据所得的光谱图进行定性鉴定或定量分析。

ICP-AES 以电感耦合等离子矩为激发光源，电感耦合等离子矩温度可达 6000～8000K，当将试样由进样器引入雾化器，并被氩载气带入焰矩时，则试样中组分被原子化、电离、激发，以光的形式发射出能量。不同元素的原子在激发或电离后回到基态时，发射不同波长的特征光谱，故根据特征光的波长可进行定性分析；元素的含量不同时，发射特征光的强弱也不同，据此可进行定量分析，其定量关系可用下式表示：

$$I = aC^b$$

式中　I——发射特征谱线的强度；

　　　C——被测元素的浓度；

a——与试样组成、形态及测定条件等有关的系数；

b——自吸系数，$b\leqslant1$。

3. 仪器

（1）构造：主要由进样系统、Fassel（法赛尔）炬管、高频发生器、分光系统组成。

（2）原理：当高频电源与围绕在等离子炬管外的负载感应线圈（用圆铜管或方铜管绕成 2~5 匝的水冷却线圈）接通时，高频感应电流流过线圈，产生轴向高频磁场。此时向炬管的外管内切线方向通入冷却气 Ar，中层管内轴向（或切向）通入辅助气体 Ar，并用高频点火装置引燃，使气体触发产生载流子（离子和电子）。当载流子多至足以使气体有足够的导电率时，在垂直于磁场方向的截面上产生环形涡电流。几百安的强大感应电流瞬间将气体加热至 1000K，在管口形成一个火炬状的稳定的等离子炬。等离子炬形成后，从内管通入载气，在等离子炬的轴向形成一通道。由雾化器供给的试样气溶胶经过该通道由载气带入等离子炬中，进行蒸发、原子化和激发，产生原子发射光谱。

（3）主要特点：可以快速地同时进行多元素分析，灵敏度较高，基体效应低，线性动态范围较宽，具有良好的精密度和重复性。

4. 在海洋中药质量控制中的应用

介类中药

【无机元素含量分析】目前我国《药典》对介类中药的研究主要集中在 $CaCO_3$ 含量评价方面，但其他无机元素（包括常量元素和微量元素），也是介类中药药效物质基础的重要组成部分，与中药药性、功效密切相关，在中药质量控制和药效研究中起着重要的作用。浙江中医药大学药学院的张杰等以微波消解法进行样品前处理，电感耦合等离子体原子发射光谱法测定牡蛎、石决明、瓦楞子三种介类中药的生、煅品水煎液中的 11 种无机元素，即 Ca、Mg、Fe、K、Cu、Zn、Mn、Co、Mo、Se、Cr 的含量，初步探究三种介类中药生、煅品水煎液中无机元素与药物性效的关联性。

① 仪器与试剂

Thermo scientific ICAP6000 电感耦合等离子体发射光谱仪为美国热电公司产品；CEM Mars240/50 型微波消解仪为美国 CEM 公司产品；Millipore mili-Q 超纯水器为美国 Millipore 公司产品；SHB-Ⅲ型循环水式真空泵购于巩义市英峪高科仪器厂；BSA124S-CW 分析天平为北京赛多利斯科学仪器有限公司产品；KSW 电阻炉温度控制器由沈阳市节能电炉厂制造。11 种无机元素标准品溶液均由中国计量科学研究所提供。牡蛎生品（产地，浙江；批号，160901），石决明生品（产地，广东；批号，160401），均购于浙江中医药大学中药饮片厂。瓦楞子生品（产地，浙江；批号，20160601），购于浙江百草中药饮片有限公司。

② 供试品溶液的制备

将牡蛎、石决明和瓦楞子生、煅品粉碎后过 7 号筛，精密称取粉末各 20g，分别煎煮。各样品粉末先加入 6 倍量水冷浸 30min，煮沸后保持微沸 45min，趁热抽滤；再加入 4 倍量水，保持微沸 30min，趁热抽滤；合并两次滤液并浓缩。

分别精密量取三种介类中药的生、煅水煎液样品 4ml，置于聚四氟乙烯微波消解罐中，加入 5ml 硝酸，加盖摇匀后放入微波消解仪，按表 4-5 进行消解。在通风橱中操作，挥去余酸，消解完毕后冷却至室温，取出消解罐，将消解液转移至 50ml 容量瓶，用超纯水洗涤消解罐 3 次，洗涤液合并于容量瓶中并定容到刻度线，摇匀，得供试品溶液。另取 5ml 的硝酸按同样方法进行处理，作为空白溶液备用。

表 4-5　微波消解仪工作条件

消解程序	功率/W	升温时间/min	温度/℃	持续时间/min
1	1600	10	150	10
2	1600	5	180	15

③ 系列标准品溶液制备

将购得的各元素标准品溶液作为贮备液。分别精密量取 Mg、Fe、K、Cu、Zn、Mn、Co、Mo、Se、Cr 贮备液 0.025ml、0.05ml、0.5ml、1.5ml、2.5ml，分别置于 50ml 量瓶中，加 1% 硝酸定容，作为 Mg、Fe、K、Cu、Zn、Mn、Co、Mo、Se、Cr 系列标准品溶液；精密量取 Ca 贮备液 0.05ml、0.2ml、0.8ml、1.6ml、2.5ml 分别置于 50ml 量瓶中，加 1% 硝酸定容，作为 Ca 系列标准品溶液，备用。

④ ICP-OES 仪器工作条件

射频功率：1150W；样品冲洗时间：30s，重复 3 次；泵速：50r/min；辅助气流速：0.5L/min；Camera 温度：−46.17℃；发生器温度：26℃；光室温度：38℃；以低波长范围水平 15s，垂直 15s，高波长范围水平 5s，垂直 5s 为分析最大积分时间。

⑤ 方法学考察

本研究严格进行了相关方法学考察，相对标准差（relative standard deviation，RSD）≤2.14%、检出限为 0.0002～2.3478ng/L，加样回收率 87.6%～101.2%，结果均在合格范围，证明该测定方法稳定可靠。见表 4-6。

表 4-6　元素波长、线性方程、相关系数、相对标准差和检出限

元素	波长/nm	线性方程	r	RSD/%	检出限/(ng/L)
Ca	317.9	$Y=4.5\times10^{4}X+5.89\times10^{4}$	0.9996	2.14	0.0067
Mg	279.5	$Y=2\times10^{6}X+6.65\times10^{3}$	0.9999	0.61	0.0002
Fe	259.9	$Y=2.51\times10^{4}X+1.46\times10^{2}$	0.9999	0.62	0.0837
K	766.4	$Y=10^{6}X+7.36\times10^{3}$	0.9999	1.00	0.0003
Cu	324.7	$Y=5.45\times10^{4}X+2.29\times10^{2}$	0.9999	0.67	0.0110
Zn	213.8	$Y=4.69\times10^{4}X+78.06$	0.9999	0.23	0.0064
Mn	257.6	$Y=1.58\times10^{5}X+12.82$	0.9999	0.66	0.0019
Co	228.6	$Y=3.24\times10^{4}X+41.91$	0.9999	0.19	0.0370
Mo	202	$Y=9.33\times10^{3}X+12.04$	0.9998	1.14	0.0643
Se	196	$Y=1.15\times10^{3}X+2.64$	0.9996	0.89	2.3478
Cr	267.7	$Y=3.05\times10^{3}X+47.89$	0.9999	0.86	0.0984

⑥ 样品含量测定

取各供试品溶液按上述仪器条件分别进样，每个样品溶液平行测定 3 次，得到牡蛎、石决明和瓦楞子生、煅品水煎液中各元素含量测定结果，并采用 GraphPad Prism 6 软件作图。采用 SPSS 20.0 统计软件进行统计学分析，计量资料以 $\bar{x} \pm s$ 表示，同一介类中药生品与煅品之间比较采用配对 t 检验，以 $P < 0.05$ 为差异有统计学意义。

三种介类中药生品水煎液中 Ca、Mg、K 元素含量均较为丰富，其中牡蛎生品水煎液中各无机元素含量顺序：Ca＞Mg＞K＞Mn＞Fe＞Cu＞Zn＞Se(Cr)＞Mo(Co)；石决明生品水煎液中各无机元素含量顺序：Ca＞Mg＞K＞Mn＞Fe＞Zn＞Cu＞Se(Cr)＞Mo(Co)；瓦楞子生品水煎液中各无机元素含量顺序：Ca＞Mg＞K＞Mn＞Fe＞Cu＞Zn＞Se(Cr)＞Mo(Co)。牡蛎和石决明生品水煎液中 Mg、Mn、Fe 元素含量约为瓦楞子生品水煎液中的 2 倍。

三种介类中药煅品水煎液中，Ca 元素含量均较各自生品水煎液增加，差异有统计学意义（$P < 0.05$），K、Se、Cr 元素较各生品水煎液含量无明显差异（$P > 0.05$）。与生品水煎液比较，三种介类中药煅品水煎液中 Mg、Mn、Fe、Cu、Zn、Mo、Co 元素含量变化差异较大。见图 4-10。

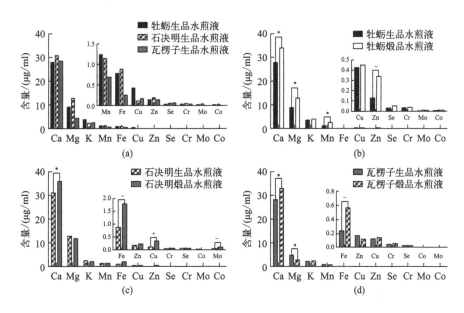

图 4-10 三种介类中药生、煅品水煎液中无机元素的含量比较

六、X 射线衍射分析法

1. 概述

X 射线衍射法（XRD）是一种利用单色 X 射线光束照射到被测样品上，检测样品的三维立体结构（含手性、晶型、结晶水或结晶溶剂）或成分（主成分及杂质成分、晶型种类及含量）的分析方法。

单晶 X 射线衍射法（SXRD）的检测对象为一颗晶体；粉末 X 射线衍射法

（PXRD）的检测对象为众多随机取向的微小颗粒，它们可以是晶体或非晶体等固体样品。

2. 原理

固体化学物质状态可分为晶态（或称晶体）和非晶态（或称无定型态、玻璃体）物质两大类。

晶态物质中的分子、原子或离子在三维空间呈周期性有序排列，晶体的最小重复单位是晶胞。晶胞是由一个平行六面体组成的，含有的三个轴（a、b、c，单位：Å❶）和三个角（α、β、γ，单位：°）被称为晶胞参数。晶胞沿（x、y、z）三维方向的无限有序堆积排列形成了晶体。

非晶态物质中的分子、原子或离子在三维空间不具有周期性排列规律，其固体物质是由分子、原子或离子在三维空间杂乱无章地堆积而成的。

特征 X 射线及其衍射 X 射线是一种波长（0.06～20nm）很短的电磁波，能穿透一定厚度的物质，并能使荧光物质发光、照相机乳胶感光、气体电离。用高能电子束轰击金属靶产生 X 射线，它具有靶中元素相对应的特定波长，称为特征 X 射线。X 射线的波长和晶体内部原子面之间的间距相近，晶体可以作为 X 射线的空间衍射光栅，即一束 X 射线照射到物体上时，受到物体中原子的散射，每个原子都产生散射波，这些波互相干涉，结果就产生衍射。一个原子对 X 射线的散射能力取决于它的电子数。晶体衍射 X 射线的方向与构成晶体的晶胞大小、形状及入射 X 射线波长有关。衍射光的强度则与晶体内原子的类型和晶胞内原子的位置有关。衍射 X 射线满足布拉格（W. L. Bragg）方程：

$$2d\sin\theta = n\lambda$$

式中，λ 是 X 射线的波长；θ 是衍射角；d 是结晶面间隔；n 是整数。波长 λ 可用已知的 X 射线衍射角测定，进而求得面间隔，即结晶内原子或离子的规则排列状态。将求出的衍射 X 射线强度和面间隔与已知的表对照，即可确定试样结晶的物质结构，此即定性分析。从衍射 X 射线强度的比较，可进行定量分析。

3. 仪器

（1）构造

主要由高稳定度 X 射线源、样品及样品位置取向的调整机构系统、射线检测器、衍射图的处理分析系统四部分组成。

（2）原理

对于晶体材料，当待测晶体与入射束呈不同角度时，那些满足布拉格衍射的晶面就会被检测出来，体现在 XRD 图谱上就是具有不同的衍射强度的衍射峰。对于非晶体材料，由于其结构不存在晶体结构中原子排列的长程有序，只是在几个原子范围内存在着短程有序，故非晶体材料的 XRD 图谱为一些漫散射馒头峰。衍射谱上可以直接得到的有三个物理量，即衍射峰位置（2θ）、衍射峰强度（I）及衍射峰形状 $[f(x)]$。以这三个物理量为基础可解决粉末衍射的问题或可求得结构参数。

---

❶ $1\text{Å}=10^{-10}\text{m}$。

（3）主要特点

利用衍射原理，精密测定物质的晶体结构、织构及应力，对物质进行物相分析、定性分析和定量分析。广泛应用于冶金、石油、化工、科研、航空航天、教学、材料生产等领域。

4. 海洋中药质量控制中的应用

【鉴别】珍珠为我国传统名贵中药材，有悠久的应用历史，具有安神定惊、明目消翳、解毒生肌的功效，为"眼科圣药"。在传统中医用药中，一般是将其打粉后使用。珍珠粉是用三角帆蚌（Hyriopsis cumingii）、褶纹冠蚌（Cristaria plicata）、马氏珠母贝（Pinctada martensi）等贝类动物所产珍珠，磨制而成的粉状物，呈白色或灰白色，有珍珠特殊腥味。目前浙江市场出售的珍珠粉假冒现象比较普遍，许多违法厂商以珍珠层粉、滑石粉甚至面粉等冒充药用珍珠粉出售，不仅造成了药品市场的混乱，而且严重影响了消费者的健康。目前，对珍珠粉的真伪鉴别通常采用性状鉴别和理化鉴别方法，但两者存在不同程度的缺点，均不能准确地鉴别珍珠粉的真伪。因此，寻找一种简便、准确的鉴别方法具有十分重要的现实意义。作为珍珠粉的一种现代鉴别手段，扫描电镜具有直观、高效、快速的优点，而且X-射线粉末衍射法在鉴别中药方面具有快速、简便、易行、准确、图谱信息量大和指纹性强的特点。两种方法的结合能够更加全面、直观、准确地鉴别出珍珠粉和其混淆品之间的不同点。本研究以此为出发点，利用扫描电镜法（SEM）结合X-射线粉末衍射法（X-ray diffractometry，XRD）鉴定常用珍珠粉的真伪，从而为其进一步建立质量标准提供基础。

（1）材料

XRD7000型粉末X-射线衍射仪（日本岛津公司）。珍珠粉3批，滑石粉1批，珍珠层粉1批，蚌壳粉1批。

（2）X-射线衍射分析方法

分别取适量珍珠粉及伪品样品，进行X衍射分析。测试条件：管压40kV，管流30mA，Cu靶，衍射宽度DS＝SS＝1°，RS＝0.3mm，扫描速度2.000(d·min^{-1})，扫描范围10°～40°。

（3）X-射线衍射分析结果

实验数据以晶面间距 d 和相对强度 I/I_0 表示。诸暨五一镇药用珍珠XRD谱图见图4-11。不同珍珠粉伪品及转地养殖珍珠粉样品XRD谱图见图4-12。

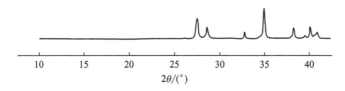

图 4-11 药用珍珠的 X-射线衍射 Fourier 图谱

图4-11为药用珍珠1♯的XRD衍射图，其几何拓扑型规律一致，共有10个峰，分别为3.397 35/61，3.274 90/33，2.873 13/22，2.731 50/10，2.702 87/100，2.485 79/34，2.410 22/8，2.373 86/40，2.341 11/15，2.330 61/20，以此10个数值作为珍珠粉的

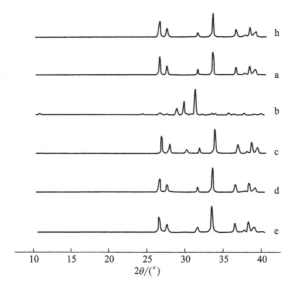

图 4-12　珍珠粉的 X-射线衍射 Fourier 图谱

评价标准。图 4-12 为 5 种珍珠粉伪品及转地养殖珍珠粉的 XRD 指纹图谱，分别找出 5 种珍珠粉的特征标记峰，并与药用珍珠的特征峰进行比较，其与药用珍珠共有峰用 * 表示。

h：3.398 61/5*，3.363 97/61，3.316 58/3，3.243 31/33，2.849 23/22*，2.710 58/7*，2.682 31/100，2.657 42/4，2.484 74/3*，2.468 71/34，2.394 30/7*，2.358 30/40，2.327 13/14*，2.316 76/21。

a：3.432 08/6，3.400 63/68*，3.276 65/36*，2.874 67/24*，2.733 12/7*，2.679 05/100，2.679 05/4，2.486 92/34*，2.471 51/4，2.411 89/8*，2.374 72/40*，2.341 11/18*，2.331 77/20*。

b：8.441 52/7，3.697 15/4，3.381 02/8*，3.346 26/4，3.277 27/6*，3.126 51/26，3.029 93/50，2.992 39/7，2.942 85/5，2.908 08/9，2.888 34/100*，2.707 50/7*，2.671 00/8*，2.538 90/9，2.491 94/4*，2.405 77/7*，2.280 95/6。

c：3.366 78/63，3.244 29/32，3.005 59/13，2.851 19/21*，2.712 18/6*，2.683 79/100*，2.470 53/39*，2.393 92/7*，2.372 03/4*，2.359 44/46*，2.328 29/12*，2.316 76/21。

e：3.396 19/54*，3.273 74/28*，2.871 07/19*，2.733 12/7*，2.701 23/100*，2.674 38/4，2.484 79/33*，2.408 78/6*，2.372 36/39*，2.342 29/11*，2.329 45/19*，2.278 68/4。

（4）X-射线衍射相似度分析

为了更直观地比较药用珍珠粉及其伪品间的区别，本研究又对药用珍珠粉及其伪品进行了相似度计算。以诸暨五一镇药用珍珠（编号 1#）的相关系数为 1，其他样品（滑石粉，2#，蚌壳粉，3#，珍珠层粉，4#，转地养殖品，5#，诸暨枫桥镇珍珠粉，6#）与其相比较，用 Excel 计算相似度。结果表明，X-射线衍射可提供一种既能反映中药材整体固有结构特征，又能表现来自其局部变化的图谱化与数值化的方法。通过相似度计算可知，2♯、3♯、4♯与药用珍珠差别明显，可以说明滑石粉、蚌壳粉、珍珠层粉与药用珍珠质量和成分存在明显差别，但其峰仍有一定的吻合度，说明部分成分相同。转地养殖的珍珠 5♯其特征峰的强度有所不同，表明其所含成分的含量与药用珍珠粉有所差异，如浙江金华养殖 2 年后转到诸暨阮氏镇再养殖 3 年的珍珠粉。因此有必要对珍珠的标准化养殖等进行系统科学的研究。

第三节　色谱法

一、薄层色谱法

（一）概述

薄层色谱法（thin layer chromatography，TLC）是将细粉状的吸附物或载体（固定相）涂布于支持板上，成为均匀薄层并进行活化，将试样与对照品溶液点在同一薄层板的一端（原点），在密闭的容器中用适当的溶剂（流动相或展开剂）展开，显色后对样品斑点与对照品斑点进行比较，用于定性鉴别和含量测定。

常用术语有如下几种：

活化（activation）——将含水硅胶在105～110℃下加热可使硅胶失去水而提高活度，增加吸附能力，此过程称为活化。

边缘效应（edge effect）——同一组分在同一薄层板上处于边缘斑点的保留因子大于中心斑点的保留因子的现象。产生原因是在薄层板上展开剂的挥发速度从薄层中央到两边缘逐渐增加，即处于边缘的溶剂挥发速度较快。

保留因子（retention factor，R_f）——在一定条件下溶质移动距离与流动相移动距离之比，是薄层色谱用于定性的基本参数。

相对保留因子（relative retention factor，R_r）——在一定条件下，被测组分的保留因子与参考物质保留因子之比。

（二）原理

薄层色谱的分离机制主要包括吸附、分配、离子交换和空间排阻。吸附薄层色谱使用较多。其原理是在以吸附剂为固定相的薄层色谱中，将含有 A、B 两种组分的混合溶液点在薄层板的一端，在密闭的容器中用适当的溶剂展开。在展开过程中 A、B 两组分首先被吸附剂吸附，然后被洗脱剂洗脱，并随着展开剂向前移动，遇到新的吸附剂 A、B 两种组分又被吸附，随后又被展开剂解吸附。由于 A、B 两组分在吸附剂和展开剂中的吸附系数不一样，在薄层板上进行无数次的吸附、解吸附、溶解、再吸附后，吸附系数大的在薄层板上移动速度慢，R_f 值小；吸附系数小的在薄层板上移动速度快，R_f 值大，在薄层板上产生差速迁移而得到分离。

（三）仪器

薄层色谱法一般操作程序分为制板、点样、展开和斑点定位，相应的仪器主要包括：

1. 薄层板

选择表面光滑、平整、洁净、厚度一致的玻璃板、塑料板或铝箔作为薄层板，大小可根据实验需要选择。

2. 点样器

点样器一般采用点样毛细管或微型注射器。

3. 色谱缸

色谱缸一般为长方形或圆柱形密闭玻璃缸。

4. 薄层扫描仪

对薄层斑点进行扫描的一种分光光度计。

（四）在海洋中药质量控制中的应用

1. 厚藤

【定性鉴别】

（1）仪器与试药

十万分之一电子分析天平（赛多利斯科学仪器北京有限公司，型号：SQP）；超声波清洗机（宁波新芝生物科技股份有限公司，型号：SB25-12D）；电热恒温水浴锅（北京市永光明医疗仪器有限公司，型号：DZKW-D-6）；双槽展开缸（型号：200mm×100mm）；点样毛细管（泰州市兆华贸易有限公司，型号：0.3mm×100mm）；硅胶 G 薄层板（青岛海洋化工集团）。药品：咖啡酸（批号：20171224）；试剂：甲醇、95%乙醇、无水乙醇、乙酸乙酯等（成都市科龙化工试剂厂，均为分析纯），石油醚［（60～90℃），成都市科龙化工试剂厂，分析纯］，乙腈、甲醇（美国飞世尔试剂公司，色谱纯），磷酸（成都金山化学试剂有限公司，分析纯）；水为实验室自制超纯水。药材：厚藤采集于广西及海南，总计 10 批，经广西中医药大学李永华教授鉴定为旋花科植物厚藤 *ipomoeapes-caprae*（Linn.）Sweet 的干燥茎叶，新鲜药材置烘箱中 55℃烘干，粉碎，药材粉末过 55 目筛备用。

（2）方法与结果

① 供试品溶液的制备：分别称取 10 个批次厚藤药材粉末各 1g，置具塞锥形瓶中，加入乙酸乙酯 10ml，超声 30min，过滤，将滤液转移至蒸发皿，经 60℃水浴浓缩至干，加入 1ml 乙酸乙酯溶解，作为供试品溶液。

② 对照品溶液的配制：精密称取咖啡酸对照品 2.2110mg，加入甲醇定容于 5ml 容量瓶，配制成 0.4422mg/ml 的对照品溶液。

③ 厚藤药材的薄层色谱鉴别：按照《药典》2020 年版第四部薄层色谱法（通则 0502），在温度 25℃，湿度 50%条件下，分别吸取 10 批厚藤的供试品溶液、对照品咖啡酸溶液各 5μl，依次点于同一硅胶 G 薄层板上，以环己烷：丙酮：乙酸乙酯：甲酸（6：2：1：0.15，体积比）为展开系统，预饱和 30min，展开，取出晾干后，喷显色剂 1%铁氰化钾-2%三氯化铁，快速吹干后，在日光下检视。在对照品咖啡酸溶液色谱图相应的水平位置上，10 批厚藤供试品溶液均显相同颜色斑点（图 4-13），该薄层色谱鉴

别法具有较好的适用性，可适用于厚藤药材的鉴别。

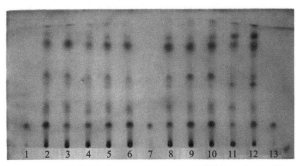

1，7，13：咖啡酸对照品；2～6，8～12：厚藤样品（1～10批）

图 4-13　10 批厚藤的薄层色谱

2. 瘤背石磺

为了研究海洋特色资源——瘤背石磺（*Onchidium verruculatum* CUVIER）的化学成分，采用硅胶色谱、半制备高效液相色谱、薄层色谱检识等方法进行分离纯化，通过 NMR、MS 等波谱方法对化合物的结构进行鉴定，并结合 3-(4,5-二甲基噻唑-2)-2,5-二苯基四氮唑溴盐（MTT）法测定化合物对人肝癌细胞 HepG-2、BEL-7042 以及人肺腺癌细胞 A549 和人乳腺癌细胞 MCF-7 的细胞毒活性。结果从瘤背石磺的黏液及肌肉组织中分离出 1 个新的酰胺类化合物，N-（2-羟基-4-甲氧基-5-甲基苯基）甲酰胺，此化合物对 A549 和 BEL-7402 细胞具有一定的细胞毒活性，半数抑制浓度（IC50）值分别为 11.5、19.4μg/ml。得出结论，该化合物为 1 个新的酰胺类化合物，命名为石磺甲酰胺，且对人肿瘤细胞具有一定的细胞毒活性。

3. 海参

选用 5 种商品糖苷酶对海参皂苷（Echinoside A）进行酶解，筛选出有酶解效果的商品糖苷酶，并分析产物结构，确定酶解产物，从而制备出次级海参皂苷，利用 TLC 检测酶解产物（图 4-14）。TLC 检测条件展开剂：氯仿：甲醇：水（70：30：3，体积比），显色剂：10％硫酸乙醇。

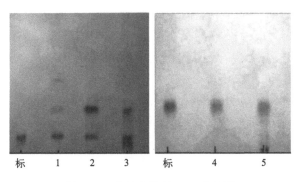

标　　　1　　　2　　　3　　　标　　　4　　　5

图 4-14　酶解产物的 TLC 分析图

注：标—底物 EA；1—果胶酶；2—果胶酶 Ultra SP-L；3—纤维素酶；

4—淀粉葡糖苷酶；5—β-半乳糖苷酶

二、高效液相色谱法

(一) 概述

高效液相色谱法（high performance liquid chromatography；HPLC）是以经典液相色谱法为基础，引入了气相色谱的理论与试验方法，以高压输送流动相，采用高效固定相及在线检测手段，发展而成的现代分离分析方法。高效液相色谱法是在经典液相色谱、气相色谱理论和技术上发展起来的。但是经典液相色谱法采用普通规格的固定相及流动相常压输送，柱效低、分离周期长，分离效果差；气相色谱法要求样品必须在操作温度下能汽化且是热稳定的，而在所有的有机化合物中，可以直接用气相色谱法分析的物质仅约为 25%。与经典液相色谱法相比，高效液相色谱中流动相在高压泵作用下以高压通过色谱柱，有效提高了分析的效率与速度。与气相色谱法相比，高效液相色谱的样品只要求制成溶液，而不需要汽化，因此不受样品挥发性及热稳定性的限制，对于挥发性低、热稳定性差、分子量大的高分子化合物以及离子型化合物尤为有利。同时，高效液相色谱法所用流动相为液体，种类较气相色谱法有更多的选择余地，大大增加了分离的选择性，从而扩大了测定范围。

1. 常用术语

色谱图（chromatogram）——样品流经色谱柱和检测器，所得到的信号-时间曲线，又称色谱流出曲线。

基线（base line）——经流动相冲洗，柱与流动相达到平衡后，检测器测出一段时间的流出曲线。一般应平行于时间轴。

噪声（noise）——基线信号的波动。通常因电源接触不良或瞬时过载、检测器不稳定、流动相含有气泡或色谱柱被污染所致。

漂移（drift）——基线随时间的缓缓变化。主要由操作条件如电压、温度、流动相及流量的不稳定所引起，柱内的污染物或固定相不断被洗脱下来也会产生漂移。

色谱峰（peak）——组分流经检测器时响应的连续信号产生的曲线。流出曲线上的突起部分。正常色谱峰近似于对称形正态分布曲线（Gauss 曲线）。不对称色谱峰有两种：前伸峰（leading peak）和拖尾峰（tailing peak）。前者少见。

峰底——基线上峰的起点至终点的距离。

峰高（peak height，h）——峰的最高点至峰底的距离。

峰宽（peak width，W）——峰两侧拐点处所作两条切线与基线的两个交点间的距离。$W = 4\sigma$。

半峰宽（peak width at half-height，$Wh_{1/2}$）——峰高一半处的峰宽。$Wh_{1/2} = 2.355\sigma$。

峰面积（peak area，A）——峰与峰底所包围的面积。

保留时间（retention time，t_R）——从进样开始到某个组分在柱后出现浓度极大值的时间。

理论塔板数（theoretical plate number，N）——用于定量表示色谱柱的分离效率，简称柱效。

分离度（resolution，R）——相邻两峰的保留时间之差与平均峰宽的比值，也叫分辨率。表示相邻两峰的分离程度。$R \geqslant 1.5$ 称为完全分离。《药典》规定 R 应大于 1.5。

拖尾因子（tailing factor，T）——用以衡量色谱峰的对称性。也称为对称因子（symmetry factor）或不对称因子（asymmetry factor）。《药典》规定 T 应为 0.95~1.05。

2. 化学键合相色谱法

化学键合相色谱法是以化学键合相为固定相的色谱法，简称键合相色谱法。一般化学键合相既有分配作用，又有吸附性能。键合相色谱法的主要优点是：①化学键合固定相非常稳定，在使用过程中不流失；②流动相选择余地大，适宜用梯度洗脱，特别适合于组分保留因子（k）范围很宽的试样；③由于键合到载体表面的官能团，可以是非极性或极性的，因而根据不同的试样，可以采用正相或反相色谱法分离。根据化学键合相与流动相极性的相对强弱，键合相色谱法可以分为正相和反相键合相色谱法。

3. 正相键合相色谱法

正相键合相色谱法的固定相极性大于流动相。采用极性键合相，如氰基（—CN）或氨基（—NH₂）等键合在载体表面，以非极性的烷烃加适量极性调整剂如甲醇而构成流动相。一般的洗脱规律是：流动相的极性增大，洗脱能力增强，组分保留因子 k 减小，t_R 减小，反之，k 增大，t_R 增大；极性强的组分 k 大，后出柱。

4. 反相键合相色谱法

反相键合相色谱法的固定相极性小于流动相。反相键合相色谱法采用非极性固定相，十八烷基硅烷（C_{18}）、辛烷基（C_8）等化学键合相，流动相常用甲醇-水、乙腈-水及四氢呋喃-水等极性溶剂。适合分离非极性至中等极性的成分，洗脱时流动相的极性增大，洗脱能力降低，组分的保留因子 k 增大，t_R 增大；反之 k 与 t_R 减小。分离极性相近的组分时，极性强的组分 k 大，先出柱。

5. 恒定组成溶剂洗脱

用恒定组成及配比的溶剂系统洗脱，是最常用的色谱洗脱方式。方法简便、柱易再生等是其优点。

6. 梯度洗脱

又称为梯度淋洗或程序洗脱，是指在一个分析周期内，按一定程序不断改变流动相的组成，如溶剂极性、pH 和离子强度等，以取得较好的分离效果。梯度洗脱可以使一个复杂试样中性质差异较大的组分，都能在各自适宜的分离条件下分离，具有缩短分析周期、提高分离度、改善峰形、增加检测灵敏度等优点，但有时会引起基线漂移及重复性不好。

（二）原理

高效液相色谱过程中流动相以一定速度连续流经色谱柱，被分离试样注入色谱柱柱头，试样各组分在流动相和固定相之间进行连续多次分配，由于组分与固定相和流动相作用力的差别，在两项中分配系数不同。在固定相上溶解或吸附力大，即分配系数大的组分迁移速度慢，保留时间长，反之则短。试样各组分同时进入色谱柱，而以不同速率在色谱柱内迁移，导致各组分在不同时间从色谱柱流出，实现组分分离。

速率理论

$$H = A + B/u + Cu$$

A 为涡流扩散项　涡流扩散是因同一种组分分子在色谱柱中运动路径不同而引起的扩散。HPLC中该项与GC完全相同。

$$A = 2\lambda d_p$$

式中，λ 为填充不规则因子；d_p 为填充物颗粒平均直径。

为减少 A，一是采用小粒度固定相（常用 $3\sim5\mu m$ 颗粒），减少 d_p；二是采用球形、粒度分布小的固定相，并用匀浆法装柱，减小 λ。

B/u 为纵向扩散项。纵向扩散项是因组分分子由浓度大的谱带中心向浓度低的两边扩散所引起的峰展宽。它与组分分子在流动相中的扩散系数（D_m）成正比，与流动相的平均线速度（u）成反比。

$$B/u = C_d D_m / u$$

式中，C_d 为常数。

由于液体的黏度比气体大得多，液相色谱柱温又比气体色谱低得多，所以液相色谱中扩散系数要比气相色谱中小 $4\sim5$ 个数量级；同时 HPLC 的流动相流速一般是最佳流速的 $3\sim5$ 倍，当流速大于 $0.5cm/s$ 时，纵向扩散项对于谱带扩张的影响可以忽略不计。

Cu 为传质阻抗项　传质阻抗项是由于组分在两相间的传质过程实际上不能瞬间达到平衡而引起的。

以上各项讨论可以归纳出高效液相色谱法中的速率方程为：

$$H = A + Cu$$

（三）仪器

高效液相色谱仪主要包括输液系统、进样系统、色谱柱系统、检测系统和数据处理系统，主要部件包括：

1. 高压输液泵

高压输液泵是高效液相色谱仪的关键部分之一，其功能是将溶剂贮存器中的流动相以高压连续不断地输送到色谱流路系统，使试样在色谱柱中完成分离过程。输液泵应具备如下性能：①耐高压；②流量范围宽且可调节；③流量稳定；④耐腐蚀，适用于各种溶剂、水和缓冲溶剂；⑤封闭性能好，泵室体积小，便于清洗。

2. 进样器

进样系统由进样器及相关管路构成。进样器的作用是将试样引进色谱柱，一般要求进样器密封性好，重复性好，保证中心进样，对色谱系统流量影响小。通常采用带有定量环的六通进样阀。

3. 色谱柱

色谱柱是高效液相色谱仪最主要的部分，由柱管和固定相组成，它的作用是分离。色谱柱管通常为内壁抛光的不锈钢管，形状几乎全为直形。

4. 检测器

高效液相色谱仪检测器的作用是把色谱洗脱液中各组分浓度或量的变化转变成电信号。按照检测器适用范围可分为专属型检测器（如紫外检测器、荧光检测器）和通用型检测器（如示差折光检测器、蒸发光散射检测器）。检测器应具有灵敏度高、噪声低、线性范围广、重复性好、适用性广的性能。

（四）在海洋中药质量控制中的应用

1. 厚藤

【含量测定】

① 仪器与试剂

Waters e2695 高效液相色谱仪，包括 UV 型紫外检测器、沃特世工作站（美国沃特世公司）；PRACTUM224-1CN 型电子分析天平（赛多利斯科学仪器有限公司）；KQ5200B 型超声清洗器（昆山市超声仪器有限公司）。水为纯净水，甲醇为分析纯，乙腈为色谱纯。实验用对照品绿原酸（批号，110753-201817；含量，96.8%）、咖啡酸（批号，110885-201703；含量，99.7%）、异槲皮苷（111809-201804，97.2%）购自中国食品药品检定研究院。新绿原酸（批号，6630）、隐绿原酸（批号，3208）、异绿原酸 B（批号，3089），购自上海诗丹德标准技术服务有限公司。异绿原酸 A（批号，RP180903）、异绿原酸 C（批号，RP180704），购自成都麦德生科技有限公司。4 批厚藤产地见表4-7，经广西中医药大学中药鉴定教研室谭勇教授鉴定为旋花科番薯属植物厚藤。

表 4-7　厚藤编号及产地

样品编号	产地	采集日期	样品编号	产地	采集日期
S1	广西防城港市防城区	2019.10	S3	广西防城港市港口区	2019.10
S2	广西防城港市企沙天堂滩	2019.10	S4	广西防城港市万美村	2019.10

② 方法与结果

色谱条件 InfinityLab Poroshell120 EC-C18（4.6×250mm，4μm）；流动相为乙腈-0.2%磷酸水溶液，梯度洗脱程序见表4-8；流速1.0ml/min；检测波长327nm；进样量10μl；柱温25℃。

表 4-8　梯度洗脱程序

时间/min	0.2%磷酸/%	乙腈/%	时间/min	0.2%磷酸/%	乙腈/%
0	91	9	40	80	20
14	85	15	42	5	95
25	82	18	47	5	95
36	82	18	48	91	9

对照品溶液的制备：精密称取各对照品适量，加甲醇制成含新绿原酸、绿原酸、隐绿原酸、咖啡酸、异槲皮苷、异绿原酸 B、异绿原酸 A、异绿原酸 C 浓度分别为0.1506、0.8013、0.1444、0.1801、0.6453、1.485、2.442、1.258mg/ml 的混合对照

品溶液。分别精密量取 0.40、0.70、1.00、1.30、1.60ml 混合对照品储备溶液，置 5ml 量瓶中，加甲醇稀释至刻度，摇匀，即得不同浓度的混合对照品溶液。

供试品溶液的制备：取厚藤粗粉（过 2 号筛）约 2g，精密称定，置具塞磨口锥形瓶中，精密量取 70％甲醇 20ml 置锥形瓶中，称重并记录重量，回流 1h，取出放凉后，再加 70％甲醇补足失重，摇匀，滤过。取上清液用 0.22μm 微孔滤膜滤过，即得。

系统适用性实验：分别精密吸取上述混合对照品溶液和供试品溶液各 10μl 按上述色谱条件进样测定，考察系统适用性。典型色谱图如图 4-15 所示。理论板数以绿原酸计不得低于 6000。

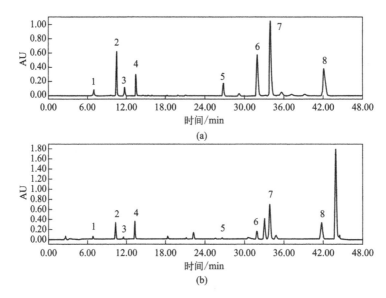

图 4-15　混合对照品溶液（a）和厚藤供试品溶液（b）色谱图
1—新绿原酸；2—绿原酸；3—隐绿原酸；4—咖啡酸；5—异槲皮苷；
6—异绿原酸 B；7—异绿原酸 A；8—异绿原酸 C

线性关系考察：分别取适量"对照品溶液的制备"项下制备的不同浓度对照品混合溶液，经 0.22μm 微孔滤膜滤过，取续滤液，按上述设置的检测洗脱条件进行进样分析。以被测组分峰面积为纵坐标（Y），以对照品质量浓度（μg/ml）为横坐标（X），绘制标准曲线，得回归方程，结果见表 4-9。

表 4-9　8 种成分的线性关系

成分	回归方程	r 值	线性范围/(μg/ml)
新绿原酸	$Y=18077X+353403$	0.9996	12.05~48.19
绿原酸	$Y=31654X+784707$	0.9995	64.11~256.4
隐绿原酸	$Y=35304X+41081$	0.9990	11.55~46.21
咖啡酸	$Y=8234X-93259$	0.9999	14.41~57.64
异槲皮苷	$Y=16610X-66656$	0.9999	51.62~206.5
异绿原酸 B	$Y=28706X-197885$	0.9999	118.8~475.3
异绿原酸 A	$Y=31185X+2700000$	0.9996	195.4~781.5
异绿原酸 C	$Y=39038X-175628$	0.9999	100.6~402.5

精密度试验：取同一浓度的混合对照品溶液，经 $0.22\mu m$ 微孔滤膜滤过，上机测定。按前述设置的检测洗脱条件，重复进样 6 次进行测定分析，记录被测组分峰面积，计算被测组分峰面积 RSD 值，新绿原酸、绿原酸、隐绿原酸、咖啡酸、异槲皮苷、异绿原酸 B、异绿原酸 A、异绿原酸 C 的 RSD 均小于 1%，结果说明仪器精密度良好。

重复性试验：精密称取厚藤粉末（过 2 号筛，编号 S1）约 2g 共 6 份，每份按"溶液制备"项下方法制备供试品溶液。按"系统适用性实验"项下色谱条件进样测定，记录待测组分峰面积，计算被测组分峰面积 RSD 值。新绿原酸、绿原酸、隐绿原酸、咖啡酸、异槲皮苷、异绿原酸 B、异绿原酸 A、异绿原酸 C 的 RSD 均小于 3%，表明本实验所建立的方法重复性良好。

稳定性试验：精密称取厚藤粉末（过 2 号筛，编号 S1）约 2g，按照"溶液制备"项下方法制备供试品溶液。按"系统适用性实验"项下液相色谱条件，在 0h、2h、4h、8h、12h、24h 每个时间点进样测定，记录待测组分色谱峰面积，计算待测组分峰面积 RSD 值。得到新绿原酸、绿原酸、隐绿原酸、咖啡酸、异槲皮苷、异绿原酸 B、异绿原酸 A、异绿原酸 C 的 RSD 均小于 3%，结果表明该方法制得的厚藤供试品溶液在 24h 内稳定性良好。

加样回收率试验：精密称取厚藤粉末（过 2 号筛，编号 S1）约 1g，平行称取 6 份样品，按照相当于样品中含量 100% 的比例分别精密加入对照品适量，按"溶液制备"项下方法制备供试品溶液。按"系统适用性实验"项下液相色谱条件进样测定，记录待测组分峰面积，计算平均回收率结果见表 4-10，结果表明方法准确度良好。

表 4-10　8 种组分加样回收率试验结果 $(n=6)$

	样品中含量/(m/mg)	加入量/(m/mg)	测得量/(m/mg)	平均回收率/%	RSD/%
新绿原酸	0.385	0.391	0.786	102.3	1.8
绿原酸	1.945	2.082	4.063	101.8	2.1
隐绿原酸	0.352	0.375	0.738	102.9	1.2
咖啡酸	0.413	0.468	0.881	100.1	1.4
异槲皮苷	1.475	1.676	3.146	99.7	1.6
异绿原酸 B	3.628	3.858	7.518	100.8	1.9
异绿原酸 A	6.679	6.344	12.85	97.3	2.0
异绿原酸 C	3.121	3.267	6.468	102.4	1.3

含量测定：取 4 个不同批次厚藤样品的 5 个不同药用部位（花、叶、果实、嫩茎、老茎）共 20 份样品，按"溶液制备"项下方法制备供试品溶液。按"系统适用性实验"项下色谱条件进样测定，记录待测组分峰面积并计算含量，结果如表 4-11 所示。将各部位含量测定结果取平均值绘制簇状柱形图，如图 4-16 所示。由图 4-16 可知，咖啡酸老茎中含量最高；除咖啡酸外其他 7 种组分均以叶中含量最高。

表 4-11　厚藤不同药用部位样品含量测定结果/%

药材编号	部位	新绿原酸	绿原酸	隐绿原酸	咖啡酸	异槲皮苷	异绿原酸 B	异绿原酸 A	异绿原酸 C
	花	0.0103	0.0906	0.0117	0.0251	0.0217	0.0993	0.3579	0.1995
	叶	0.0711	0.3466	0.0412	0.0175	0.2491	0.7858	1.195	0.3735
S-1	果实	0.0084	0.0960	0.0106	0.0134	0.0432	0.1981	0.6850	0.3910
	嫩茎	0.0272	0.3561	0.0176	0.0242	0.0685	0.2462	0.6638	0.1859
	老茎	0.0308	0.3058	0.0156	0.0417	0.0473	0.2080	0.6981	0.2341
	花	0.0058	0.0643	0.0095	0.0171	0.0168	0.0728	0.2258	0.1542
	叶	0.0587	0.2758	0.0216	0.0127	0.1551	0.4300	0.9783	0.2670
S-2	果实	0.0095	0.1356	0.0168	0.0083	0.0276	0.1491	0.3975	0.3442
	嫩茎	0.0172	0.3687	0.0098	0.0136	0.0195	0.1779	1.270	0.2618
	老茎	0.0199	0.3261	0.0096	0.0270	0.0175	0.2175	1.353	0.3177
	花	0.0076	0.0702	0.0101	0.0381	0.0282	0.0859	0.3002	0.1736
	叶	0.0789	0.5011	0.0294	0.0139	0.1952	0.6384	1.097	0.4344
S-3	果实	0.0056	0.2701	0.0203	0.0043	0.0228	0.1208	0.3362	0.3757
	嫩茎	0.0193	0.3097	0.0120	0.0109	0.0248	0.2198	0.8037	0.2727
	老茎	0.0359	0.3237	0.0186	0.0402	0.0353	0.3135	0.9812	0.3270
	花	0.0168	0.1370	0.0162	0.0292	0.0247	0.1449	0.5544	0.2813
	叶	0.0991	0.7264	0.0373	0.0152	0.2354	0.8469	1.215	0.6019
S-4	果实	0.0016	0.2440	0.0157	0.0035	0.0176	0.1192	0.2592	0.2339
	嫩茎	0.0165	0.4367	0.0121	0.0257	0.0345	0.2013	0.9104	0.2595
	老茎	0.0279	0.3502	0.0165	0.0412	0.0447	0.2664	0.8078	0.3049

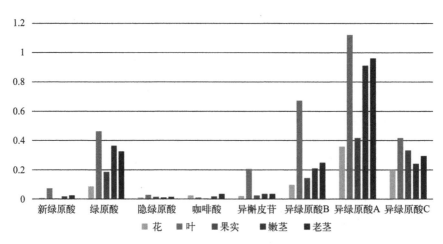

图 4-16　厚藤不同药用部位 8 种组分含量差异柱形图

2. 淡菜

【指纹图谱】实验条件为：色谱柱，Agilent Eclipse XDB C18（4.6×250mm，5μm）；检测波长 210nm；参比波长 360nm；Agilent 柱温箱 G1316A 温度 30℃；流速 1.0ml/min；供试品自动进样器 G1313A 进样量 20μl；流动相为色谱纯乙腈（A）-0.1%

色谱纯磷酸水（B）梯度洗脱。梯度程序为：洗脱梯度为 0～6min，25％～65％A；6～10min，65％～70％A；10～15min，70％～78％A；15～35min，78％～78％A；35～50min，78％～100％A。结论：HPLC 指纹图谱能够较好地对淡菜进行品种和产地鉴别。

3. 紫贻贝

【指纹图谱】采用高效液相色谱建立海洋药用生物紫贻贝（Mytilus edulis Linnaeus）的 HPLC 指纹图谱法，色谱条件：Agilent Zorbax XDB C18 柱（4.6mm×250mm，5.0μm）色谱柱，1.0ml/min 流速，210nm 检测波长，360nm 参比波长，20μl 进样量，30℃柱温，乙腈（A）-0.1％磷酸水（B）梯度洗脱。结果：建立了紫贻贝的 HPLC 指纹图谱，包含 13 个共有峰，指纹图谱特征明显，化学信息完整。方法的系统适应性测定结果符合指纹图谱的技术规范。

4. 二色补血草

【指纹图谱】运用 DAD-Agilent 1100 高效液相色谱仪建立滨海湿地药用植物二色补血草的 HPLC 化学指纹图谱，色谱条件：Agilent Zorbax XDB C18 色谱柱（4.6mm×250mm，5.0μm），乙腈-0.1％磷酸水流动相梯度洗脱，流速 1.0ml/min，检测波长 200nm，参比波长 360nm，柱温 30℃。首次建立的二色补血草 HPLC 化学指纹图谱包含 17 个共有峰。方法的精密度、重现性和稳定性试验 RSD 值均＜5.0％。

5. 柽柳

【指纹图谱】采用 RP-HPLC 方法建立了柽柳的参考指纹图谱。所建立的指纹图谱精密度、重现性、稳定性良好，RSD 值＜5％。指纹图谱中共标示出 29 个共有峰，划分为 5 个特征谱带Ⅰ～Ⅴ。在指纹图谱的应用中，运用建立的指纹图谱共有峰相对保留时间参数，对商品柽柳药材进行了鉴别分析，证明所建立的参考指纹图谱可用于药材柽柳的真伪鉴别。

6. 海带

【指纹图谱】运用 DAD-Agilent 1100 高效液相色谱仪建立海带药材的 HPLC 参考指纹图谱。色谱条件：Agilent Zorbax XDB C18 柱（4.6mm×250mm，5.0μm）色谱柱，1.0ml/min 流速，230nm 检测波长，360nm 参比波长，20μl 进样量，25℃柱温，乙腈（A）-0.1％磷酸水（B）梯度洗脱。建立的指纹图谱特征明显，化学信息完整，包含 11 个共有峰。方法的系统适应性测定结果符合指纹图谱的技术规范。建立的海带 HPLC 参考指纹图谱可用于海带药材的真伪鉴别。

7. 三斑海马

【指纹图谱】采用高效液相色谱（HPLC）法建立三斑海马的参考指纹图谱。运用 DAD-Agilent 1100 高效液相色谱仪，色谱条件：Agilent Zorbax XDB C18 色谱柱（4.6mm×250mm，5.0μm），乙腈-0.1％磷酸水流动相梯度洗脱，流速 1.0ml/min，检测波长 200nm，参比波长 360nm，柱温 30℃。建立的指纹图谱包含 11 个共有峰，方法的精密度、重现性和稳定性试验 RSD 值均小于 5.0％。

第四节　联用技术

随着科技不断发展，从最原始的感官分析到显微鉴别和理化鉴别，再到光谱、色谱等现代技术的应用，中药分析技术越来越多元化。但每一种分析技术均存在其适用范围和局限性，将单一的分析技术联合起来，不仅能获得更多的信息，而且可能产生单一分析技术所无法得到的新信息。因此，联用技术近年来越来越多地被应用于中药分析中，已成为中药质量控制技术的一个重要的发展方向。

(一) 联用技术介绍

1. 气相色谱-串联质谱

气相色谱（GC）对有机化合物具有有效的分离、分辨能力，而质谱（MS）则是准确鉴定化合物的有效手段。气相色谱-串联质谱（GC-MS）即将气相色谱仪与质谱仪通过接口组件进行连接，以气相色谱为试样分离、制备的手段直接分离复杂的混合物样品，在计算机操控下使其中的化合物逐个进入质谱仪的离子源，可用电子轰击，或化学离子化等方法，使每个样品中所有的化合物都转化为带电离子，经电离、引出和聚焦后进入质量分析器，在磁场或电场作用下，按时间或空间位置进行质荷比（m/z）分离，最后被离子检测器检测并进行分析。气相色谱-串联质谱分析集高效分离和准确定量为一体，取样量小，越来越多地应用于复杂有机物分析中，是目前发展最完善、应用最广泛的一种联用技术。

2. 高效液相色谱-串联质谱

高效液相色谱-串联质谱（LC-MS）是指样品中各组分经高效液相色谱仪分离后先后经适用的接口导入质谱仪中，被离子源电离成具有一定质荷比的碎片离子，由质量分析器分离而被检测，最后由计算机处理得到碎片离子组成的单一组分的质谱图，再由质谱图鉴定出该组分的结构组成。高效液相色谱-质谱联用仪结合了液相色谱仪有效分离热不稳定性及高沸点化合物的分离能力与质谱仪很强的组分鉴定能力，在生物、医药、化工、农业和环境等领域中得以广泛应用。

3. 超高效液相色谱-电子喷雾电离质谱

超高效液相色谱（UPLC）借助于高效液相色谱（HPLC）的理论及原理，使用了小颗粒填料、低系统体积及快速检测手段等全新技术，增加了分析的通量、灵敏度及色谱峰容量。电喷雾电离质谱（ESI-MS）通过测量样品组分的质荷比（m/z），检测样品组分的分子量，对分离后的物质进行定性、定量分析。超高效液相色谱-电子喷雾电离质谱法对于高分子化合物的测定由于可以产生多电荷峰，与传统的质谱相比扩大了检测的分子量范围，同时提高了仪器的灵敏度。

4. 电感耦合等离子体质谱

电感耦合等离子体质谱法（ICP-MS）是 20 世纪 80 年代发展起来的无机元素和同位素分析测试技术，由等离子体发生器、雾化室、炬管、四极质谱仪和一个快速通道电子倍增管（称为离子探测器或收集器）组成。它以独特的接口技术将电感耦合等离子体的高温电离特性与质谱计的灵敏快速扫描的优点相结合而形成一种高灵敏度的分析技术。其优点是具有很低的检出限（达 ng/ml 或更低），基体效应小，谱线简单，能同时测定许多元素，动态线性范围宽及能快速测定同位素比值。

5. 高效液相色谱-氰化物发生-原子荧光光谱

样品经高效液相色谱分离后，待测组分转化为气态氰化物，然后用惰性气体为载气，将气态氰化物载入石英炉中，高温原子化。然后通过测量待测元素的原子蒸气在辐射能激发下产生的荧光发射强度，来确定待测元素含量。本法检出限低，灵敏度高，能同时测定多种元素。

6. 其他联用技术

其他联用技术还包括色谱-色谱联用等方法。常见的色谱-色谱联用分析法有：二维气相色谱法（GC-GC）、全二维气相色谱法（GC×GC）、液相色谱-液相色谱联用法（LC-LC）、液相色谱-气相色谱联用法（LC-GC）。

（二）联用技术在海洋中药质量控制中的应用

1. 海龙

【成分测定】

① 仪器和材料

实验材料：3 种海龙均购自河北安国药材市场，经浙江海洋学院赵盛龙教授分别鉴定为刁海龙 [*Solenognathus hardwickii*（Gray）]、拟海龙 [*Syngnathoi desbiaculeatus*（Bloch）]、尖海龙 [*Syngnathus acus* Linnaeus]。药材经晾晒干燥后粉碎，过 30 目筛，备用。

试剂和仪器：石油醚、乙醚、甲醇、氢氧化钾、无水硫酸钠、氯化钠均为分析纯；Waters GCT Premier（美国沃特斯公司）。

② 方法

样品处理方法：取 3 种海龙粗粉各 5g，置索氏提取器中，加石油醚冷浸过夜，回流提取 6h，回收溶剂得石油醚提取物。提取物中加 10% KOH 甲醇溶液，剧烈振摇 2min，置 60℃水浴中皂化，每隔 15min 振摇一次，待溶液澄清后再反应 1h。皂化物加水稀释，乙醚萃取 3 次，饱和 NaCl 溶液洗涤。合并乙醚萃取液，无水 Na_2SO_4 脱水干燥，回收溶剂，即得非皂化物。非皂化物用乙醚溶解，定容至 25ml，待测。

分析条件：

色谱条件：毛细管色谱柱 DB-5MS（30m×250mm，0125μm）；载气，氦气，恒流；流量，1ml/min；进样口温度，290℃；检测器温度，280℃；分流比，1/150；柱温 280℃；进样量，1μl。

质谱条件：EI 源，电子能量 70eV，源温 230℃；谱库：NIST2005 标准质谱图库。

③ 结果

经 GC-MS 分析后，3 种海龙中检测的甾体化合物及其质量分数见表 4-12。

表 4-12　3 种海龙中甾醇类成分分析

样品	化合物	分子式	相对保留时间/min	质量分数/%
拟海龙	胆甾醇	$C_{27}H_{46}O$	10.01	98.25
	胆甾-4-烯-3-酮	$C_{27}H_{44}O$	12.68	1.75
刁海龙	胆甾醇	$C_{27}H_{46}O$	10.01	98.73
	胆甾-4-烯-3-酮	$C_{27}H_{44}O$	12.71	1.27
尖海龙	胆甾烷醇	$C_{27}H_{48}O$	9.44	2.44
	表胆甾醇	$C_{27}H_{46}O$	9.66	1.73
	胆甾醇	$C_{27}H_{46}O$	10.01	90.42
	胆甾-4-烯-3-酮	$C_{27}H_{44}O$	12.71	5.41

2. 罗氏海盘车

【指纹图谱】取干燥个体数个，切片、粉碎，过 40 目筛，混合均匀，制备成干粉，封装于样品瓶中，备用。准确称取 2.0g 罗氏海盘车干粉样品，置于 100ml 具塞锥形瓶中，加入 20% 甲醇水溶液 50ml。超声提取 30min，静置、离心，取上清液，过 $0.45\mu m$ 滤膜后作为供试品溶液。应用 HPLC-ESI-MS 对供试品进行分析，并在此基础上建立罗氏海盘车药材的 HPLC 特征指纹图谱。

3. 海洋贝类

【挥发性成分测定】新鲜贝通过研钵研磨至糊状，通过脂肪酸抽提和甲酯化的方法对样品进行前处理，以气相色谱-质谱联用分析。以内标 $C_{19:0}$ 脂肪酸（美国 Supelco 公司）为标准样品，其他组分都有各自的相对保留时间，以此作为定性依据，对色谱图中的脂肪酸进行鉴定。

4. 珍珠母、石决明和牡蛎

【微量元素测定】精密称取约 0.2g 样品，精密称定，置消解罐中，加入 5ml 硝酸放至反应停止，加 3ml 双氧水，过夜，密闭，用微波消解。消解完全后，待冷却取出，将消解液转入 50ml 量瓶中，用水洗涤 3 次，洗液合并于量瓶中，用水定容，得供试品溶液。以铟为内标，用电感耦合等离子体质谱（ICP-MS）测定。

5. 大型海藻

【激素测定】准确称取藻类样品 0.1g，液氮冰浴研磨后，用甲醇-水-甲酸（15:4:1，体积分数）1ml 超声（功率 30W，频率 40kHz）提取 20min 后放入 -20℃ 冰箱内避光 16h，再在 4℃ 下 10000r/min 离心 10min，吸取上清液于 4ml 棕色瓶中，用 0.5ml 甲醇-水-甲酸（15:4:1，体积分数）再提取 2 次，合并上清液，35℃ 减压蒸发至干，用 $500\mu L$ 甲醇-水-乙酸（90:10:0.05，体积分数）复溶，4℃，10000r/min 离心 10min 后取上清液，即得供试品溶液。用高效液相色谱-三重四极杆质谱（HPLC-QqQ MS）联用分析系统进行供试品中植物激素的含量检测。

6. 珍珠

【微量元素测定】精密称取珍珠粉样品 0.5g（精密量取珍珠明目滴眼液样品 5ml）于

高压消解罐中，加入 HNO₃ 7ml，旋紧罐盖，放置 1h，按照微波消解仪的标准操作步骤进行消解。冷却后取出，缓慢打开罐盖排气，将高压消解罐放入控温电热板上，于 140℃下赶酸。消解罐取出放冷，将消化液转移至 50ml 量瓶中，用少量水多次洗涤消解罐，洗液合并于量瓶中，加入金单元素对照溶液（1mg/L）200μl，用水稀释至刻度，摇匀即得供试品溶液。采用微波消解电感耦合等离子体质谱法（ICP-MS）对供试品溶液中的铅、镉、砷、汞、铜、镁、铝、钾、钙、铬、锰、锌、锶、钯、钡、钨 16 种矿物元素的含量进行测定。

7. 贝壳类海洋中药

【砷元素测定】精密称取 0.2g 样品于试管中，加入 7.5ml 胃蛋白酶液，在 35℃ 的条件下超声 5min，提取液在 6000r/min 的条件下离心 20min，取其上清液，用超纯水稀释至 10ml，即得供试品溶液。所有溶液测定前经 0.45μm 的水相膜过滤。应用 HPLC-HG-AFS 联用技术测定供试品溶液中 As(Ⅲ)、二甲基砷（DMA）、一甲基砷（MMA）、AsB 和 As(V) 5 种砷形态的分析方法。

第五节　其他方法

(一) ¹H-NMR 代谢组学技术在海洋中药质量控制中的应用

代谢组学是继基因组学、转录组学和蛋白质组学之后新兴的组学技术，是系统生物学的重要组成部分。代谢组学研究的分析技术主要有气相色谱-质谱联用（GC-MS）、高效液相色谱-质谱联用（HPLC-MS）和氢核磁共振（¹H-NMR）三种。与 GC-MS、LC-MS 等色谱分析方法相比，¹H-NMR 代谢组学技术具有多方面优势：该方法单次测量就能同时检测分析药材中的初生和次生代谢产物，因此更能体现方法的整体性和系统性；二维核磁共振（2D-NMR）具有强大的结构推导和鉴定能力，可解析未知代谢成分的结构；样品制备简单，可直接用氘代试剂提取药材样品；分析速度快，通常在 10min 以内；只要代谢成分含有质子就能够被检测分析，因此该方法属于无偏向性检测，具有良好的普适性。¹H-NMR 代谢组学技术不仅能最大程度地提取、检测中药有效成分信息，而且有利于全面明晰药材代谢物质群体的化学组成，对于建立整体性作用特点的药材质量控制方法和模式具有重要价值。因此，该技术在中药品种鉴定、质量评价等领域已有广泛应用。

赵晓喆等选用 ¹H-NMR 代谢组学技术分析 3 种海马药材，在海马醇提物 ¹H-NMR 图谱中共指认出 33 种化学成分，通过多元统计分析，结果显示线纹海马、大海马化学成分相近，差异性较小，而三斑海马相比于线纹海马、大海马，多种氨基酸含量低，呈显著性差异，牛磺酸、甘油含量则显著高。

(二) DNA 条形码技术在海洋中药质量控制中的应用

DNA 条形码分子鉴定方法是利用基因组中一段公认的、相对较短的 DNA 序列来进行物种鉴定的一种分子生物学技术，类似于超市利用条形码扫描区分成千上万种不同的商品，是传统形态鉴别方法的有效补充。这个概念在 2003 年由加拿大动物学家 Paul

Hebert 首先提出，并倡导将条形码编码技术应用于生物物种鉴定。DNA 条形码技术具有以下特点：①DNA 条形码直接利用 DNA 序列进行物种的鉴定；②DNA 条形码序列具有通用性，在不同物种之间具有可比性，在全球物种鉴定中可形成统一的标准，也有利于对植物系统进化的研究，而其他 DNA 分子鉴定技术通常针对特定物种选择特定DNA 序列或应用特定的分子标记进行研究，结果缺乏通用性，数据库不能集成；③DNA 条形码只需一对或几对通用引物，而其他 DNA 分子鉴定技术需要十几甚至几十对引物；④在技术发展成熟的基础上，根据 DNA 条形码鉴定技术可以设计生产"便携式中药鉴定分析扫描仪"，任何人可以实时完成物种鉴定工作。

由此可知，DNA 条形码鉴定方法具有三大优势：①技术的简便性，易于操作，易于构建统一的 DNA 条形码序列数据库；②鉴定的准确性，DNA 条形码序列可以实现门、纲、目、科、属、种、变种等不同分类水平物种的鉴定，具有独一无二的可重复性；③使用的方便性，任何人可以利用 DNA 条形码序列数据库，方便地进行数据比对完成鉴定工作。

Paul Hebert 等对动物界，包括脊椎动物和无脊椎动物共 11 门 13320 个物种的线粒体细胞色素 c 氧化酶亚基 I（cytochrome c oxidase I，CO I）基因序列比较分析，发现除腔肠动物 Cnidaria 外，98％的物种遗传距离差异在种内为 0～2％，种间平均可达到 11.3％，据此提出可以用单一的小片段基因来代表物种，作为物种的条形编码。由于不同物种的 DNA 序列是由腺嘌呤（A）、鸟嘌呤（G）、胞嘧啶（C）、胸腺嘧啶（T）四种碱基以不同顺序排列组成的，因此对某一特定 DNA 片段序列进行分析即能够区分不同物种。

DNA 条形码技术在海洋中药质量控制中特别是特异性聚合酶链式反应（PCR）鉴别方法，因其操作简便、结果准确，在中药基原鉴别方面起到了越来越重要的作用。利用 COI 序列可以对蛤壳、海马、海龙、珍珠母及其混伪品进行 DNA 分子鉴定，该方法有效可行。刘富艳等采用 PCR 鉴别技术，通过比较海龙及其混伪品的基因序列差异，可将正品海龙从多种海龙类药材中鉴别出来，具有较强的实用性。张懿翔等建立了牡蛎成分的 PCR 快速检测方法，实现了牡蛎的定性检测，用于不同产品的牡蛎成分检测。

参 考 文 献

[1] 邓家刚. 海洋中药学 [M]. 南宁：广西科学技术出版社，2018：3.

[2] 管华诗，王曙光. 中华海洋本草 [M]. 上海：上海科技出版社，2009.

[3] 佘一鸣，胡永慧，韩立云，等. 中药质量控制的研究进展 [J]. 中草药，2017，48 (12)：2557-2563.

[4] 国家药典委员会，中华人民共和国药典 [M]. 2015 年版. 北京：中国医药科技出版社，2015.

[5] 李聪，杜正彩，郝二伟，等. 2015 版《中华人民共和国药典》含海洋中药成方制剂收录情况及其临床应用分析[J].
中成药，2018，40 (11)：2520-2524.

[6] 张荣良. 长牡蛎壳宽性状群体选育及氨基酸近红外模型的建立 [D]. 上海：上海海洋大学，2016.

[7] 陈璐. 中药海马的鉴别与质量标准研究 [D]. 上海：第二军医大学，2015.

[8] 王晓钰，陈璐，秦路平，等. 海马药材的高效薄层鉴别方法研究 [J]. 时珍国医国药，2015，26 (04)：902-904.

[9] 杜成智，侯小涛，郝二伟，等. 植物类海洋中药化学成分及药理作用研究进展 [J]. 广西科学，2019，26 (05)：
466-476.

[10] R. V. de Souza, L. H. P. Garbossa, C. J. A. Campos, et al. Metals and pesticides in commercial bivalve mollusc pro-
duction areas in the North and South Bays, Santa Catarina（Brazil）[J]. Marine Pollution Bulletin, 2016, 105
(1)：807-812.

[11] 颜洁. 海龙质量标准的定性研究 [D]. 青岛：中国海洋大学，2014.

[12] 杨雪，马爱翠，陈震，等. 基于体外抗肿瘤活性的海洋中药牡蛎提取物 HPLC 化学轮廓谱研究 [J]. 中国海洋大
学学报（自然科学版），2015，45 (9)：90-96.

[13] 张怡评，谢全灵，洪专，等. 昆布中岩藻黄质含量的 HPLC 测定 [J]. 中国中医药科技，2013，20 (04)：
374-375.

[14] 王海澍. 高效液相色谱法测定牡蛎中牛磺酸含量 [J]. 食品安全导刊，2017 (03)：90.

[15] 魏娜，徐汪伟，魏晴，等. HPLC 测定海马中核苷和核苷酸的含量 [J]. 广州化工，2015，43 (04)：128-130
＋178.

[16] 詹冬梅，王翔宇，辛美丽，等. 三种马尾藻的营养组成分析 [J]. 广西科学院学报，2016，32 (3)：221-225.

[17] 张晓萍，张文，戚鹏飞，等. 海藻及其混伪品中 17 种氨基酸的含量测定 [J]. 中国药房，2020，31 (04)：
468-472.

[18] 司玮，阿如娜，李尚蓉，等. 7 种海洋矿物药的比较分析研究 [J]. 中国中药杂志，2014，39 (17)：3321-3325.

[19] 张培育，陈震，刘淇，等. 中药海藻中总植物甾醇的含量测定 [J]. 中国海洋药物，2016，35 (4)：76-78.

[20] 徐汪伟，魏晴，高炳森，等. 苯酚-硫酸法测定中药海马总多糖的含量的研究 [J]. 齐齐哈尔医学院学报，2015，
36 (3)：391-392

[21] 安婷婷，李玲娜，王鹤. 热带海洋红藻中总酚类化合物含量研究 [J]. 安徽农业科学，2015，43 (34)：148-
149，157.

[22] 黄城，周燕，曾淦宁，等. 抗坏血酸—钼蓝分光光度法测定海藻中磷的研究探讨 [J]. 海洋环境科学，2009，28
(S1)：76-78.

[23] 袁如文，李健民，张安娜，等. 微波消解-火焰原子吸收光谱法测定不同产地牡蛎中微量元素的含量 [J]. 西部中
医药，2018，31 (6)：24-26.

[24] 杨振萍，边清泉. 火焰原子吸收光谱法测定海螺蛸中 15 种微量元素含量 [J]. 食品科学，2010，31 (6)：
190-192.

[25] 杨秀丽. 海藻中几种金属元素形态的研究 [D]. 青岛：中国海洋大学，2010.

[26] 孔佳. 海藻中铝的检测方法研究 [J]. 粮油食品科技，2011，19 (01)：47-48.

[27] 李俊伟，李施扬，胡友波，等. 氢化物发生原子吸收测定海藻类产品中无机砷 [J]. 化学工程师，2014 (8)：
30-34.

[28] 郑立，韩平，刘涛，等. 海带中昆布素的荧光定量检测及提取工艺优化 [J]. 海洋科学，2012，36 (5)：75-80.

[29] 赵鹏，张荣灿，覃仙玲，等. 北部湾钦州港近江牡蛎重金属污染分析 [J]. 水产学报，2017，41 (5)：806-815.

[30] 杨华剑. 比例方程-氢化物发生原子荧光法测定昆布中 4 种有毒砷 [J]. 中成药，2016，38 (9)：2076-2079.

[31] 杜成智，邓家刚，侯小涛，等. 贝壳类中药碳酸钙含量测定及红外光谱比较 [J]. 湖北农业科学，2018，57

(17)：84-87.

[32] 彭舟，赵玉勤，王斌，等. 海洋中药珍珠原材料的红外指纹图谱研究 [J]. 安徽农业科学，2015，43（12）：32-34.

[33] 吴伟建，王燕，王斌，等. 基于聚类、主成分和判别分析的海龙红外指纹图谱研究 [J]. 中国药学杂志，2013，48（18）：1540-1545.

[34] 王琰，王虹熙，孙丹丹，等. 海藻药材及其混伪品的红外光谱分析研究 [J]. 时珍国医国药，2018，29（3）：617-620.

[35] 杨文哲，宫会丽，秦玉华，等. 近红外光谱法鉴别常见海洋贝壳类中药饮片的研究 [J]. 中国中药杂志，2014，39（17）：3291-3294.

[36] 谭晓梅，王新雨，张明明，等. 5种贝壳类动物药及其煎出物中微量元素含量测定 [J]. 中国实验方剂学杂志，2011，17（1）：61-63.

[37] 朱怡静，李琪，张景晓. 5种壳色长牡蛎不同组织中金属元素的分析与评价 [J]. 水产学报，2018，42（9）：1358-1366.

[38] 张杰，洪寅，盛振华，等. 三种介类中药生、煅品水煎液中无机元素含量分析研究 [J]. 浙江中医药大学学报，2018，42（2）：149-153，167.

[39] 杨奎真，郑康，郑永军，等. 乳山湾牡蛎无机元素的测定与指纹图谱研究 [J]. 中国海洋药物，2013，32（2）：41-46.

[40] 曹思玮，乡世健，吴文锋，等. 牡蛎煅制过程中的微观结构及 $CaCO_3$ 含量分析 [J]. 中国实验方剂学杂志，2018，24（16）：7-11.

[41] 李辉，韩墨，朱飞叶，等. 基于扫描电镜法与X-衍射指纹图谱法浙产珍珠粉的鉴别研究 [J]. 中国新药杂志，2013，22（23）：2817-2821.

[42] 赵晓喆，赵思俊，田俊生，等. 基于 ^{1}H-NMR 代谢组学比较不同品种海马化学成分差异性 [J]. 中草药，2018，49（3）：536-543.

[43] ZHANG XL，WANG C，CHEN Z，et al. Development and Validation of Quantitative（1）H NMR Spectroscopy for the Determination of Total Phytosterols in the Marine Seaweed Sargassum [J]. J Agric Food Chem. 2016 Aug10；64（31）：6228-6232.

[44] 温琏莲. 中药海马的品种与DNA条形码鉴定研究 [D]. 成都：成都中医药大学，2014.

[45] HOU F，WEN L，PENG C，et al. Identification of marine traditional Chinese medicine dried seahorses in the traditional Chinese medicine market using DNA barcoding [J]. Mitochondrial DNA Part A，2018，29（1）：107-112.

[46] 杜鹤，崔丽娜，姚辉，等. 基于COI条形码序列的珍珠母及其混伪品的DNA分子鉴定 [J]. 中国现代中药，2011，13（11）：12-14.

[47] 刘富艳，金艳，袁媛，等. 多重位点特异性PCR鉴别海龙及其混伪品 [J]. 中国实验方剂学杂志，2018，24（15）：57-64.

[48] 张懿翔，曲勤凤，余顺吉，等. 食品过敏原牡蛎成分的PCR检测方法的初步研究 [J/OL]. 食品工业科技：1-10 [2018-12-21]. http://kns.cnki.net/kcms/detail/11.1759.TS.20180802.1322.002.html.

[49] 刘书成，李德涛，高加龙，等. 近江牡蛎等3种贝类的脂类成分分析 [J]. 水产学报，2009，33（4）：666-671.

[50] 佟蕾，朱蓓薇，周大勇，等. 牡蛎脂质的超临界 CO_2 萃取及气相色谱-质谱分析 [J]. 大连工业大学学报，2011，30（4）：242-245.

[51] 杨雪. 海洋贝类中药牡蛎的化学与生物活性研究 [D]. 青岛：中国海洋大学，2012.

[52] CHEN Z，XU Y，LIU T，et al. Comparative Studies on the Characteristic Fatty Acid Profiles of Four Different Chinese Medicinal Sargassum Seaweeds by GC-MS and Chemometrics [J]. Mar Drugs. 2016 Mar 29；14（4）：385-393.

[53] 司夏丹，葛晓鸣，徐永健，等. 基于气味客观化的海马化学成分分析 [J]. 核农学报，2018，32（5）：941-951.

[54] 马爱翠. 两种海洋中药铜藻和石决明化学成分的研究 [D]. 青岛：中国海洋大学，2012.

[55] 王丽. 海藻类胡萝卜素结构鉴定及微胶囊化的研究 [D]. 大连：大连海洋大学，2015.

[56] 周佩佩. 海藻中脂肪酸的提取和分析方法研究 [D]. 温州：温州大学，2016.

[57] 宿志伟，赵峰，姜雪，等. 桑沟湾养殖牡蛎中贝类毒素监测及预警 [J]. 食品科学，2017，38（6）：303-309.

[58] 张辉，刘东，李影，等. 珍珠母炮制前后寡肽类化合物的结构鉴定及对比分析 [J]. 中国现代中药，2014，16（4）：280-282.

[59] YANG X, ZHOU SL, MA AC, et al. Chemical profiles and identification of key compound caffeine in marine-derived traditional Chinese medicine Ostreae concha [J]. Mar Drugs. 2012 May; 10 (5): 1180-1191.

[60] ZHANG DM, FENG LX, LI L, et al. Nano-LC-ESI MS/MS analysis of proteins in dried sea dragon Solenognathus hardwickii and bioinformatic analysis of its protein expression profiling [J]. Chin J Nat Med. 2016 Sep; 14 (9): 709-713.

[61] 刘睿, 魏爽, 王欣之, 等. 海螺蛸蛋白质、肽类物质基础研究 [J/OL]. 中国中药杂志: 1-7 [2020-06-23]. https://doi.org/10.19540/j.cnki.cjcmm.20200508.201.

[62] 王继霞, 张颜, 叶明德, 等. 超声辅助酶水解-高效液相色谱-氢化物发生-原子荧光光谱测定贝壳类海产品中砷形态 [J]. 分析科学学报, 2018, 34 (1): 145-148.

[63] 于卓然. 液相色谱与氢化物发生原子荧光光谱联用分析海洋藻类中砷的形态 [D]. 上海: 上海师范大学, 2018.

[64] 陈红, 朱蓉, 陈鸿平. ICP-MS法测定贝壳类药材中的微量元素 [J]. 华西药学杂志, 2012, 27 (4): 465-466.

[65] 张帅, 陈震, 傅余强, 等. 基于多元统计分析的5种海洋贝壳类中药微量元素比较研究 [J]. 中国中药杂志, 2015, 40 (21): 4223-4228.

[66] 程珊, 侯俊杰, 肖凌, 等. 珍珠明目滴眼液中16种元素的测定与分析 [J]. 中国实验方剂学杂志, 2016, 22 (19): 53-58.

[67] 顾青青, 安叡, 张艺竹, 等. 不同产地海螺蛸中核苷类成分测定 [J]. 中成药, 2015, 37 (5): 1016-1021.

[68] 王海波, 高会芹, 周永妍, 等. 不同产地珍珠母药材HPLC特征图谱的建立 [J]. 南京中医药大学学报, 2020, (2): 273-276.

[69] 邵江娟, 钟洁雯, 陈建伟, 等. 生、煅牡蛎鉴别研究 [J]. 中药材, 2012, 35 (10): 1590-1594.

[70] 付先军, 潘春良, 林森, 等. 基于文献文本挖掘的海洋中药药性分布规律研究 [J]. 中华中医药杂志, 2016, 31 (1): 96-100.

[71] 付先军, 王振国, 王长云, 等. 海洋中药的内涵与外延探讨 [J]. 世界科学技术-中医药现代化, 2016, 18 (12): 2034-2042.

[72] 刘宇欣. 海龙中蛋白质的提取分离纯化及诱导宫颈癌Hela细胞凋亡的机制 [D]. 辽宁医学院, 2014.

[73] 武汉大学. 分析化学第六版上册 [M]. 北京: 高等教育出版社, 2016: 21.

[74] 柴逸峰. 分析化学 [M]. 北京: 人民卫生出版社, 2016: 26.

[75] 王峥涛, 谢培山. 中药材质量专论 [M]. 上海: 上海科学技术出版社, 2013: 26.

[76] 国家药典委员会. 中华人民共和国药典: 一部 [M]. 2020年版. 北京: 中国医药科技出版社, 2020: 357.

[77] 国家药典委员会. 中华人民共和国药典: 一部 [M]. 2020年版. 北京: 中国医药科技出版社, 2020: 180.

[78] 国家药典委员会. 中华人民共和国药典: 一部 [M]. 2020年版. 北京: 中国医药科技出版社, 2020: 93.

[79] 国家药典委员会. 中华人民共和国药典: 一部 [M]. 2020年版. 北京: 中国医药科技出版社, 2020: 307.

[80] 谢好, 李灵, 童晓滨. 淡水珍珠与海水珍珠中锌含量分析的比较 [J]. 南平师专学报, 2007 (02): 36-39.

[81] 李枚枚. 分光光度法测定牡蛎中微量锌 [J]. 沈阳大学学报 (自然科学版), 2015, 27 (06): 439-441.

[82] 张聪, 刘程惠, 马坤, 等. 大连湾牡蛎中微量元素的分析 [J]. 食品研究与开发, 2009, 30 (7): 130-133.

[83] 杨秀丽. 海藻中几种金属元素形态的研究 [D]. 青岛: 中国海洋大学, 2010.

[84] 王晓晴, 王榆元, 秦珠, 等. 8种海藻中7种金属元素含量的测定 [J]. 光谱实验室, 2011, 28 (04): 1759-1762.

[85] 李俊伟, 李施扬, 胡友波, 等. 氢化物发生原子吸收法测定海藻类产品中无机砷 [J]. 化学工程师, 2014 (8): 30-34.

[86] 童晓滨, 刘流. 珍珠中微量钙、铜的测定及其方法比较 [J]. 天水师范学院学报, 2007 (02): 44-46.

[87] 纪庆宪, 刘源, 相有章. 荧光分光光度法测定海藻产品中的硒含量 [J]. 微量元素与健康研究, 2004 (02): 25-34.

[88] 张静, 吉宏武, 周静, 等. 荧光分光光度法测定海洋生物中的谷胱甘肽 [J]. 湛江海洋大学学报, 2005 (04): 32-34.

[89] 武汉大学. 分析化学第六版下册 [M]. 北京: 高等教育出版社, 2018: 239.

[90] 柴逸峰. 分析化学 [M]. 北京: 人民卫生出版社, 2016: 192.

[91] 国家药典委员会. 中华人民共和国药典: 四部 [S]. 2020年版. 北京: 中国医药科技出版社, 2020: 40.

[92] 武汉大学. 分析化学第六版下册 [M]. 北京: 高等教育出版社, 2018: 48.

[93] 柴逸峰. 分析化学 [M]. 北京: 人民卫生出版社, 2016: 146.

[94] 国家药典委员会.中华人民共和国药典:四部 [M].2020年版.北京:中国医药科技出版社,2020:43.

[95] 武汉大学.分析化学第六版上册 [M].北京:高等教育出版社,2018:128.

[96] 国家药典委员会.中华人民共和国药典:四部 [S].2020年版.北京:中国医药科技出版社,2020:55.

[97] 冯小慧,韦棪婷,邓家刚,等.海洋中药厚藤的质量标准研究 [J].广西科学,2019,26 (05):503-510.

[98] 王博闻,陈德力,马国需,等.瘤背石磺中1个新的酰胺类化合物 [J].中草药,2019,50 (23):5666-5669.

[99] 陈静兰,宋珊珊,孙树红,等.海参皂苷 Echinoside A 的酶解及其产物结构鉴定与溶血毒性 [J].食品工业科技,2018,39 (10):95-99+109.

[100] 刘雯,刘云,侯小涛,等.HPLC 法同时测定厚藤不同部位中8种成分 [J].中成药,2021,43 (01):128-131.

[101] 龚曾豪,于春光,金艳霞,等.传统海洋中药淡菜高效液相 (HPLC) 指纹图谱研究 [J].农村经济与科技,2018,29 (11):79-82.

[102] 吕兆国,胡海建,唐旭利,等.海洋药用生物紫贻贝的 HPLC 化学指纹图谱 [J].中国海洋药物,2011,30 (03):14-19.

[103] 张敏,唐旭利,李国强,等.海洋药用生物系列 HPLC 化学指纹图谱研究 Ⅰ——二色补血草 HPLC 化学指纹图谱研究 [J].中国海洋大学学报 (自然科学版),2010,40 (10):95-99.

[104] 张金荣,唐旭利,李国强,等.海洋药用生物系列 HPLC 化学指纹图谱研究 Ⅱ——传统中药柽柳的 HPLC 化学指纹图谱初步研究 [J].中国海洋大学学报 (自然科学版),2010,40 (07):115-120.

[105] 李蓉,唐旭利,张敏,等.海洋药用生物系列 HPLC 化学指纹图谱研究 Ⅰ.海带药材的 HPLC 化学指纹图谱[J].中国海洋大学学报 (自然科学版),2009,39 (S1):37-41.

[106] 李蓉,唐旭利,李国强,等.海洋药用生物系列 HPLC 化学指纹图谱研究 Ⅱ.三斑海马 HPLC 化学指纹图谱研究 [J].中国海洋大学学报 (自然科学版),2009,39 (04):729-734.

[107] 陶莉,王有为.三种海龙中甾醇类成分的 GC-MS 分析 [J].中草药,2009,40 (7):1048-1049.

[108] 张道来,陈军辉,王虹,等.HPLC-ESI-MS 鉴定罗氏海盘车中的多种化合物及相关指纹图谱研究 [J].世界科学技术 (中医药现代化),2009,11 (1):173-178.

[109] 元冬娟,吴湃,王璠,等.19种湛江地区海产贝类中脂肪酸组成 GC-MS 分析 [J].中国海洋药物,2009,28 (3):29-33.

[110] 陈红,朱蓉,陈鸿平.ICP-MS 法测定贝壳类药材中的微量元素 [J].华西药学杂志,2012,27 (4):465-466.

[111] 刘雪梅,赵鹏,徐继林,等.LC-MS 同时测定大型海藻中9个植物激素 [J].药物分析杂志,2012,32 (10):1747-1752.

[112] 张玉萍,中药质量检测技术 [M].北京:中国中医药出版社,2006.

[113] 柴逸峰,邸欣.分析化学 [M].北京:人民卫生出版社,2016.

[114] 吴艳,刘佳,王梦月,等.海龙及其常见伪品的 RAPD 鉴别 [J].中国中药杂志,2009,34 (14):1758-1760.

[115] 刘富艳,金艳,袁媛,等.多重位点特异性 PCR 鉴别海龙及其混伪品 [J].中国实验方剂学杂志,2018,24 (15):57-64.

[116] 秦雪梅,李震宇,中药质量控制新技术及其应用研究 [M].北京:军事医学科学出版社,2011.

[117] 张紫涵,陈明,郝二伟,等.常用海洋中药质量标准及质量控制技术现状 [J].中华中医药学刊,2021,39 (8):226-233.

[118] ZHANG X L, WANG C, CHEN Z, et al. Development and Validation of Quantitative 1H NMR Spectroscopy for the Determination of Total Phytosterols in the Marine Seaweed Sargassum [J]. J Agric Food Chem, 2016, 64 (31): 6228-6232.

[119] 温珑莲.中药海马的品种与 DNA 条形码鉴定研究 [D].成都:成都中医药大学,2014.

[120] HOU F, WEN L, PENG C, et al. Identification of marine traditional Chinese medicine dried seahorses in the traditional Chinese medicine market using DNA barcoding [J]. Mitochondrial DNA Part A, 2018, 29 (1): 107-112.

[121] 杜鹤,崔丽娜,姚辉,等.基于 COI 条形码序列的珍珠母及其混伪品的 DNA 分子鉴定 [J].中国现代中药,2011,13 (11):12-14.